专家教你防治疾病

画说脑血管病

王文志 编著

科学普及出版社

·北京·

图书在版编目（CIP）数据

画说脑血管病／王文志编著.—北京：科学普及出版社，2009.3
（专家教你防治疾病）
ISBN 978−7−110−07051−2

Ⅰ.画… Ⅱ.王… Ⅲ.卒中－防治－普及读物 Ⅳ.R743.
3−49

中国版本图书馆 CIP 数据核字（2009）第 015865 号

本社图书贴有防伪标志，未贴为盗版

科学普及出版社出版

北京市海淀区中关村南大街 16 号　邮政编码：100081

电话：010−62173865　传真：010−62179148

http://www.kjpbooks.com.cn

科学普及出版社发行部发行

北京长宁印刷有限公司印刷

*

开本：889 毫米×1194 毫米　1/32　印张：4.25　字数：220 千字

2009 年 8 月第 1 版　2009 年 8 月第 1 次印刷

印数：1－5000 册　　定价：20.00 元

ISBN 978−7−110−07051−2/R·735

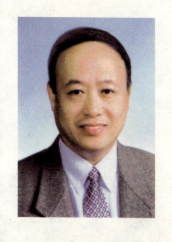

主任医师、教授、博士生导师
北京天坛医院神经科
全国脑血管病防治研究办公室主任
北京市神经外科研究所流行病学室主任

王文志　神经流行病学家　从事神经流行病学研究近30年，主要研究脑血管病、癫痫、老年痴呆等神经疾病的流行病学及社区人群防治措施。

曾承担国家"七五"、"八五"、"九五"、"十五"攻关研究课题，以及国际合作课题多项。荣获国家级科技进步奖、北京市科技进步奖和卫生部科技进步奖多项。近年发表学术论文40余篇，主编、合作主编或参加编写出版专著8部。

现兼任：
中华医学会神经病学分会脑血管病学组副组长
北京康复医学会常务理事
北京高血压防治协会理事
北京脑血管病防治协会理事
中国抗癫痫协会常务理事
国内15家专业学术杂志的编委

策　　划　杨　艳　吕培俭
插图绘制　　孙乐利

责任编辑　杨　艳
装帧设计　北京华卫泽雯广告中心
责任校对　林　华
责任印制　安利平

前　言

　　脑血管病目前在我国已成为严重危害中老年人健康与生命的疾病，近年呈上升并有发病年龄提前的趋势。据流行病学调查资料推算，全国每年新发脑卒中200多万人，每年死于脑血管病超过150万人，存活下来的患过脑卒中者600万～700万。脑血管病的高发病率、高死亡率和高致残率，每年给国民造成的各种直接经济损失高达数百亿元，已成为严重危害国民健康的公共卫生问题。

　　另据新近的研究资料，随着近年我国经济的快速发展和生活水平的提高，人们的生活方式和饮食结构已发生了明显的改变，食肉、食用油的比例比30年前增加了几倍。但同时由于人们普遍缺乏预防心脑血管病的科学知识，很多人习惯于一些不健康的生活方式，如：喜欢吃动物内脏或肥肉、平时不爱运动、吸烟、酗酒等等。上述生活方式导致居民中各种脑血管病的危险因素包括高血压、糖尿病、高脂血症等患病率持续攀升。此外，我国的人口老龄化进程已进入高峰期，老年人口急剧增加，而绝大多数脑血管病都发生在60岁以上的老年人。上述这些不利因素将使我国脑血管病的发病率在今后一段时期内还会继续上升，造成的危害将日趋严重。因此，普及防治脑血管病的知识，特别是让人们更多地掌握预防疾病的知识，增强百姓的自我保健能力，已成为医务工作者的一项重要任务。

这套由科学普及出版社组织出版的科普丛书，简单易懂、图文并茂，非常适合不懂医学的读者阅读，对医学工作者普及医学知识也有一定的帮助。其中"脑卒中"这一部分涉及知识面广，从早期预防、急症处理、临床治疗到康复无所不有。但科普丛书不是研究论文，其中有些知识可能跟不上国际最新进展。所以，对于书中的不妥之处，敬请国内同行批评指正。

借此机会，我也感谢为本书编配了大量插图的美术编辑，他们为本书锦上添花，相信一定会受到人们的欢迎。

王文志

2009 年 2 月

目 录

第1章 脑的结构与功能

第1节 脑的结构

脑是人体的司令部，其结构十分复杂。

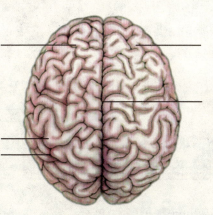

右半球

脑分左右两个半球，呈核桃仁状，色泽灰白、质地娇嫩

左半球

中间由强有力的横行纤维（胼胝体）连接起来

大脑皮层 { 脑 回
脑 沟

沟回代表大脑皮层发展和发达程度，沟回越明显，大脑皮层越发达

脑的外观和颜色

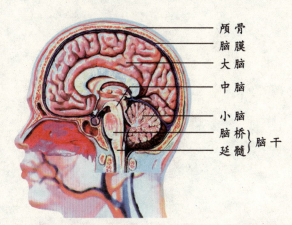

脑外表面包着脑膜，起保护大脑和营养脑组织的作用，最外层还有坚硬的颅骨严密的护卫，这种结构能有效地防护来自外界的损伤

颅骨
脑膜
大脑
中脑
小脑
脑桥 } 脑干
延髓

脑的结构

第2节 脑的血液供应系统

人脑的正常生理功能必须依靠良好的血液供应来维持，如果没有相应的血管网络把血液及时输送到脑的每一处，也就无法保证脑部氧和其他营养物质的供应。

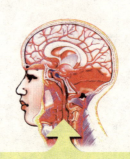

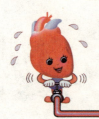

心脏的每一次跳动都通过紧连着它的主动脉将血液输送至分布极为丰富的脑部血管

进入大脑的血管主要有两对，一对叫颈内动脉，组成颈内动脉系统。另一对叫椎动脉，组成椎-基底动脉系统。两个系统之间有丰富的侧支循环沟通，共同形成了脑血管网络。

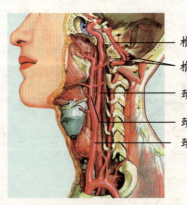

椎-基底动脉系统
椎动脉
颈内动脉（颈内动脉系统）
颈外动脉
颈总动脉

脑血管网络

1．颈内动脉系统

在颈部左右两侧各有一条粗大的动脉，手触能感觉到跳动，叫颈总动脉。由颈总动脉分出两个支，一支通向颅内称为颈内动脉，另一支通向颅外的血管叫颈外动脉。

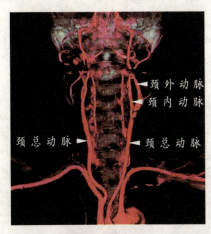

颈内动脉系统

颈内动脉进入颅内后又分出五个分支，即大脑前动脉、大脑中动脉、眼动脉、后交通动脉及脉络膜前动脉。

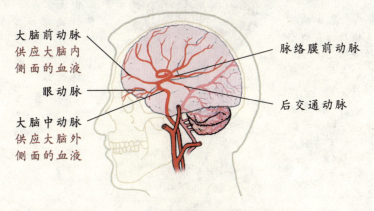

颈内动脉系统的五个分支

在大脑中动脉的起始段有一个小的中央分支称为豆纹动脉，是从大脑中动脉垂直发出的细支

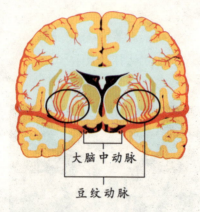

大脑中动脉

豆纹动脉

由于豆纹动脉和大脑中动脉呈90°直角，管径小，压力高，受血流的冲击大，所以最容易破裂出血，约有80％以上的脑出血都是在这一部位

2．椎-基底动脉系统

基底动脉全长3厘米左右，其分支有脑桥支、小脑前下动脉、小脑上动脉、内听动脉、大脑后动脉。

大脑后动脉
大脑后动脉中央支供应丘脑、丘脑下部及中脑等，其皮层支供应大脑半球底面和内侧面

基底动脉
两支椎动脉在桥脑下缘会合在一起，形成一条粗大的基底动脉

椎动脉
椎动脉分别由左右两侧锁骨下动脉发出，穿过颈6～颈1两侧的横突孔，上升进入颅内

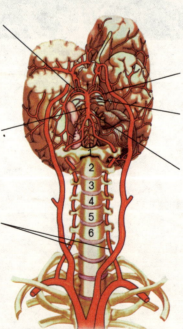

小脑上动脉

脑桥支
脑桥支供应桥脑血液

小脑前下动脉和内听动脉

椎-基底动脉系统及其分支

椎-基底动脉系统主要供应大脑半球后 2/5 以及小脑、脑干的血液。这里也是容易发生供血不足和血栓形成的部位。老年人无明显原因突然发生眩晕、昏厥或恶心呕吐等常与椎-基底动脉供血不足有关。

3．脑底动脉环（韦立氏环）

更为神奇的是，在脑底部有一个奇特的环形血管侧支循环渠道，这一血管环形交通于 1664 年由 Willis 发现，用他的名字命名，故又称韦立氏环。

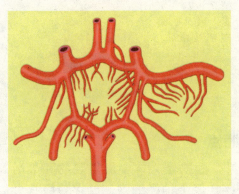 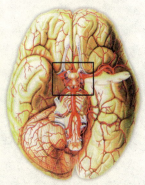

脑底动脉环（韦立氏环）　　　脑底动脉环的位置

它犹如现代化城市中的环形立交桥，把左右两侧大脑前、中、后动脉互相吻合，并通过前后交通支动脉，把颈内动脉系统和椎-基底动脉系统紧密连结为一体，使整个脑部的血液循环得到交流和调整。

脑底动脉环好像是个联络网，把大脑的几条血管连接起来，不但可以改善脑内血液供应，而且能调整脑内动脉血压维持平衡。因为它是环形沟通，一旦脑底动脉环上的某一条动脉血管发生阻塞时，可迅速从动脉环获得血液供应。

4. 侧支循环

丰富的侧支循环是脑血管的一个重要特点，除了脑底动脉环外，大脑前、中、后动脉的皮层支、中央支之间都有很多相通的吻合支。颈内动脉和颈外动脉之间也有吻合支，这许多丰富的侧支循环使颅内与颅外动脉也能沟通。

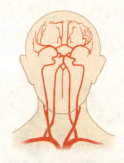

正因为许多侧支循环的建立，有时脑内某一动脉分支阻塞，病人也可不出现明显症状

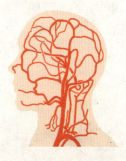

颈内、外动脉侧支循环　　　　　　　　脑动脉侧支循环

第3节　脑的生理特点

人类被称之为万物之灵，而脑是人体中最重要的和最活跃的器官之一，大脑内有140亿个神经细胞，储存着极其大量的信息，神通广大。人体生命活动的每一个细节几乎都与脑相关，都是由脑来控制和协调的。

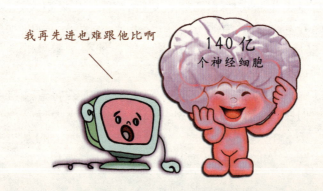

我再先进也难跟他比啊

140亿
个神经细胞

大脑是人的生命中枢，是人类智慧的源泉，亿万个神经细胞操纵着大量复杂的功能，人脑对信息的存储量要超过一台大型的计算机，是人体最高信息处理中心和调节机构。

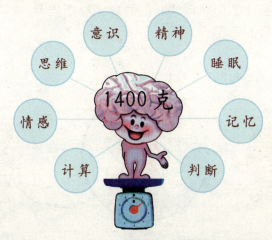

虽然脑只重1400克左右，却是管理全身活动的总指挥部

脑接受来自眼、耳、鼻、喉和皮肤等各处传递的信息，加以分析判断后支配各器官的活动。

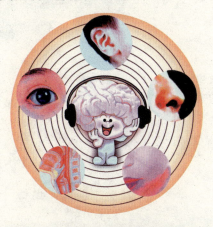

脑支配全身器官活动的信息来源

1. 储存能量差而消耗量大

人脑虽然只占人体总重量的 2% 左右，但由于每天从事如此大量复杂的工作，因此脑组织对能量和氧的消耗量相当大，据推算，脑比不停跳动的心脏的耗氧量还要大 10 倍，约占全身总耗氧量的 20%～30%。

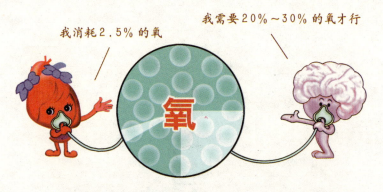

脑组织代谢旺盛，需要足够的"能源"补充

脑组织所需的能源全部来源于血液中的葡萄糖和氧。葡萄糖在氧化分解变为能量的过程中需要氧的参与。

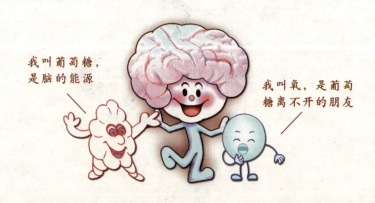

脑组织所需的能源全部来源于血液中的葡萄糖和氧

　　成年人的脑每分钟消耗 75～100 毫克葡萄糖，每小时 4.5～6 克，每 24 小时约 144 克，占人体葡萄糖总消耗量的 17%。当血糖低于 40 毫克时，脑的意识活动就会发生障碍。

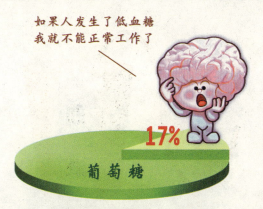

如果人发生了低血糖
我就不能正常工作了

17%

葡萄糖

葡萄糖对人脑是十分重要的

　　但是大脑不像肝脏，几乎没有氧和葡萄糖的储备能力，全脑糖原的总含量不超过 2 克，不够脑组织半个小时的消耗，因此脑组织的能量供给单靠其本身是远远不够的，只能不断地从流入脑组织的血液中获得氧和葡萄糖，再经过组织交换、吸收。然后通过血液循环，将不需要的二氧化碳和其他代谢产物从静脉带走。

全脑糖原总量不超过 2 克，
不够脑组织半小时的消耗

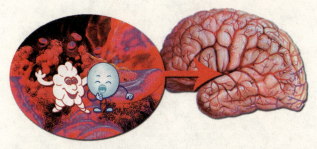

脑几乎没有氧和葡萄糖储备，只能靠血液输送获得

在安静的情况下，心脏每分钟供给脑部的血液为750～1000毫升，占全身供血量的15%～20%。健康成人每分钟100克脑组织的血流量为45～65毫升。

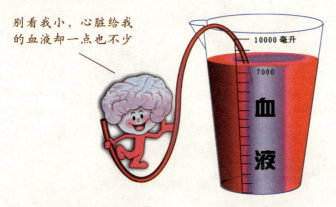

别看我小，心脏给我的血液却一点也不少

10000 毫升

7000

血液

2. 血液循环快

血液由颈内动脉进入颅腔，经脑内的动脉流入脑组织内的毛细血管，经过组织交换代谢，再回流入脑内静脉，汇总至静脉窦，这一循环过程仅需4～8秒钟，速度非常快。可见，良好的血液循环对保证和维持脑的正常生理功能是何等重要。

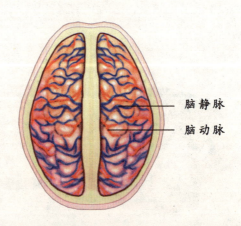

脑静脉

脑动脉

血液在脑组织中仅需几秒即完成代谢循环

脑组织对缺血缺氧十分敏感，当脑血液供应减少或中断或血液中的氧含量或血糖含量不足时，局部脑组织因得不到充足的氧、葡萄糖和营养物质而发生坏死或软化。

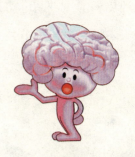

脑血液供应对脑组织的影响（常温下）

停止供血时间	对脑组织的损害程度
6～8 秒	大脑皮层组织内即无任何氧分子
10～30 秒	神经细胞代谢受到影响，可出现脑电图异常或意识障碍，但尚可恢复
3～5 分钟	脑组织内游离葡萄糖消耗殆尽，脑组织开始依靠蛋白质分解来维持能量代谢，这时的脑细胞已遭到严重损害，很难恢复
30 分钟	脑细胞因受到严重破坏而丧失功能

综上所述，人类大脑对血液供应的需求是非常重要的，也是特别敏感的。而脑血管疾病，不论是出血性还是缺血性，其结果都会直接影响脑血液循环，使脑细胞产生缺血与缺氧的改变。

第4节　脑的功能

脑的功能区可分成额叶、顶叶、颞叶和枕叶等，在大脑的后下方是小脑功能区。

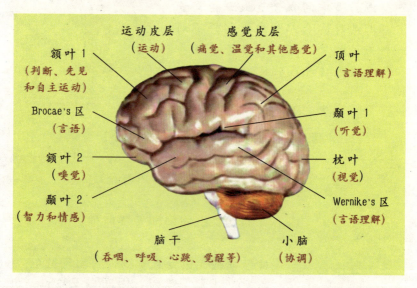

- 运动皮层（运动）
- 感觉皮层（痛觉、温觉和其他感觉）
- 额叶1（判断、先见和自主运动）
- 顶叶（言语理解）
- Brocae's区（言语）
- 颞叶1（听觉）
- 额叶2（嗅觉）
- 枕叶（视觉）
- 颞叶2（智力和情感）
- Wernike's区（言语理解）
- 脑干（吞咽、呼吸、心跳、觉醒等）
- 小脑（协调）

1．记忆功能

大千世界如何分辨，完全依靠脑的功能。当周围的事物以"像刺激"感觉的形式作用于身体的不同部位后，经过人体的感觉器官传送到大脑，脑就会得到一个信号，予以保留储存，在脑海中留下记忆。当再次或多次出现同一信息时，大脑就会辨认出来。

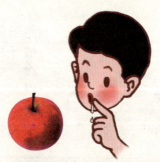

见到苹果会感到酸甜可口，见到酸梅就流口水

2．反射功能

人体多种的感觉（疼痛、瘙痒、饥饿等）和肌肉的运动、

精细触觉的控制，如：四肢遇到撞击或接触到尖锐的硬物时，就会立即躲闪等，是由人脑神经所控制的。这种对刺激所做出的反应即是脑的"反射"功能所为。

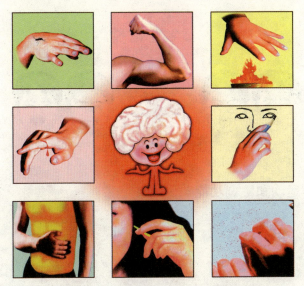

人体多种的感觉源于大脑的反射功能

3．思维功能

人脑与计算机最大的不同在于它的思维功能。人类通过对身边事物的观察、思考，不断创造出新的生产力。正是人类无数次的实践和大脑思维相结合从而推动了科学的发展。

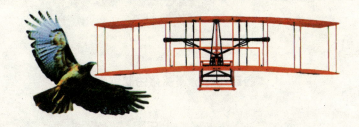

人们观察和研究鸟在空中飞翔，造出了飞机

4．情感功能

情感是大脑的一种反应，人们在日常生活中见到的各种喜怒哀乐及丰富的表情都是由大脑来承担并下达指令来实现的。

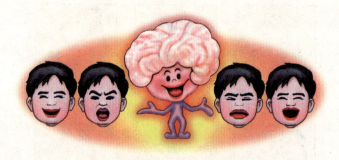

5．运动和协调功能

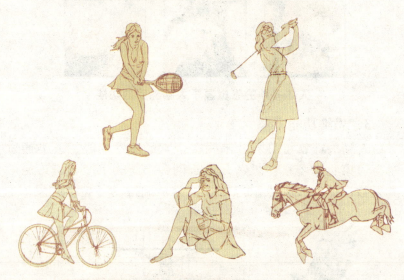

人体的动作和协调都是由脑控制的

第2章　我国脑血管病的特点

　　脑血管病是严重危害人类生命与健康的常见病和多发病。脑血管病的发病，东方人高于西方人。前苏联和东欧国家脑卒中的发病率排在世界各国的最前面，为第一方阵。紧随其后的是中国、日本等几个亚洲国家，最低的是意大利、美国、瑞士等几个国家。

第1节　脑血管病发病率不断上升

　　随着我国经济的迅速发展，人们生活水平的改善，有些人只顾嘴上享受不顾健康，患脑卒中、冠心病的人也就越来越多，危害将日趋严重。

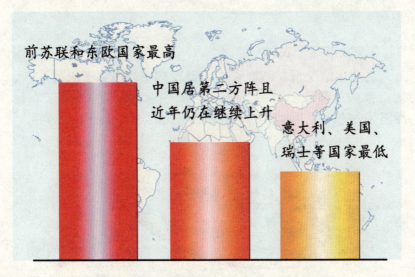

我国与其他国家脑血管病发病情况比较

第2节　地理及城乡差异明显

1．北方高于南方

以黄河、长江两条自然标志分界，结果发现，黄河以北高于中部地区，中部地区又高于长江以南地区。北京、哈尔滨脑血管病的发病率、死亡率和患病率比地处南方的广州和成都高出2～3倍。黑龙江省的朝鲜族居民脑血管病发病率是南方广西壮族居民的8倍。

我国南北方脑血管病的发病率、死亡率和患病率比较

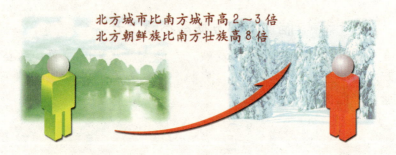

北方城市比南方城市高2～3倍
北方朝鲜族比南方壮族高8倍

2．城市高于农村

从总体情况看，脑血管病人群发病率城市高于农村地区，死亡率城市略低于农村。但近年来一些大城市的近郊区农村经济发展较快，脑血管病正在以较快的速度上升。

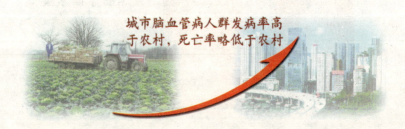

城市脑血管病人群发病率高
于农村，死亡率略低于农村

农村人群脑血管病大有超过城市居民之势

第 3 节　四"高"一"多"

1．发病率高

全国每年新发病例至少在 **200 万**人以上

2．死亡率高

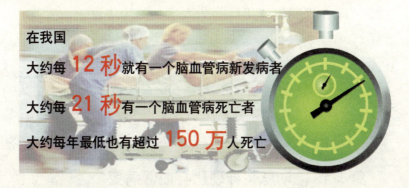

在我国

大约每 **12 秒**就有一个脑血管病新发病者

大约每 **21 秒**有一个脑血管病死亡者

大约每年最低也有超过 **150 万**人死亡

3．复发率高、致残率高

脑血管病让人更为可怕的是它的高致残率，它是导致我国中老年人口致残的第一位疾病。这一点要超过癌症、心脏病等任何疾病的危害。

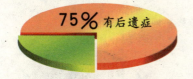

存活脑卒中患者中后遗症比例

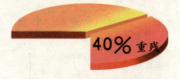

后遗症患者中重度致残比例

4．并发症多

脑疝	心脏并发症	肺部并发症	消化道出血	泌尿道感染
高血压	癫痫	褥疮	抑郁症	……

第3章　脑血管病的危险因素

脑卒中一旦发病，除非在发病6个小时以内得到及时有效的治疗，否则患者往往会死亡或留下偏瘫、失语、面瘫等后遗症。所以对于脑血管疾病而言，预防的作用要远远大于治疗，那么我们应该了解哪些因素与脑卒中有关呢？

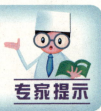

目前还没有特别有效的治疗方法可以控制疾病的进展，所以对于脑血管疾病而言，预防的作用要远远大于治疗。

专家提示

第1节　动脉粥样硬化与血管病变

动脉血管壁分为内、中、外三层。外层和内层较薄，中层是由环形的平滑肌和弹力纤维构成。动脉粥样硬化就是指动脉最里面的一层，即内膜上沉积了一些胆固醇类物质，看上去像稠粥一样，形成许多高低不平的斑块。

外膜　平滑肌　中膜　内膜　　胆固醇类物质

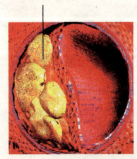

动脉血管壁的结构　　　　内膜上沉积的胆固醇类物质

　　造成脑血栓的主要原因是动脉粥样硬化，是动脉硬化中最常见而且重要的一种类型。

　　动脉血管原是弹性很好且坚韧的血管，当发生硬化时，动脉硬化引起血管壁增厚、斑块附着使血管变得脆硬缺乏弹性，管腔变得狭窄、甚至闭塞。有时还可能破裂出血。

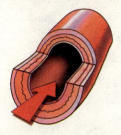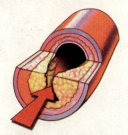

正常动脉血管　　　　　　粥样硬化的动脉血管

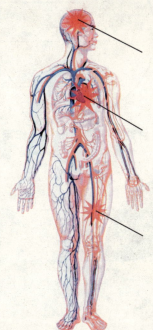

　　动脉粥样硬化可以发生在全身各部位血管，但最常发生硬化的血管是主动脉、脑动脉和心脏冠状动脉。所以动脉硬化与脑卒中、冠心病的关系最为密切。

动脉粥样硬化如病变侵及脑动脉血管时，就会引起急性缺血性或出血性脑血管病

动脉粥样硬化如发生在心脏，可引发心绞痛或心肌梗死

动脉粥样硬化如发生在外周血管，可引发跛行或下肢坏死

动脉粥样硬化的危害是全身性的

脂质是存在于血浆中的各种脂类物质的总称，分为胆固醇、甘油三酯、磷脂和脂肪酸四类

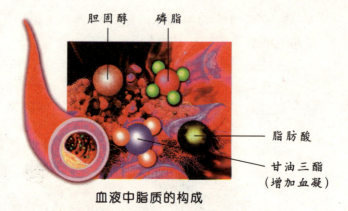

血液中脂质的构成

甘油三酯有增加血凝、引起红细胞及血小板聚集的作用，它附在受损的血管内膜处，随着脂质不断沉着，血管内膜表面逐渐引起粥样病变

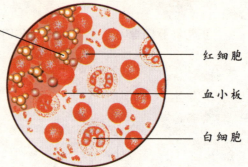

甘油三酯的附壁血栓作用

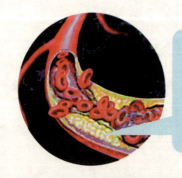

脂质代谢紊乱、动脉内膜损伤、血栓及血凝等是引起或加速动脉粥样硬化的主要危险因素

动脉粥样硬化发生的主要原因

第 2 节　　高血压是脑血管病最重要的危险因素

无论是什么原因导致的高血压，无论发生在任何年龄和性别的高血压，无论是收缩期或舒张期血压还是平均血压，无论对出血性还是缺血性卒中，高血压都是一个公认的、独立的危险因素。

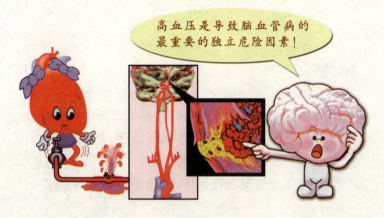

> 高血压是导致脑血管病的最重要的独立危险因素！

1．血压升高与脑卒中发病的关系

有证据表明，血压增高的程度与脑卒中危险的增加呈直接正比关系，高血压患者发生脑卒中的机会比血压正常者要高出 3 ～ 5 倍。

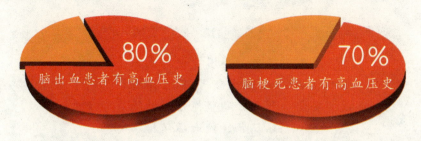

80 %
脑出血患者有高血压史

70 %
脑梗死患者有高血压史

大量临床研究证实，只要长期坚持有效控制血压，就可以显著减少脑卒中的发生。例如降压治疗 2 ～ 3 年，可使脑卒中发生率和死亡率明显减少。

2．血压控制不好与脑卒中发病的关系

目前，虽然可供选择的降压药物越来越多，但是我国高血压的发病率却呈逐年上升趋势，最重要原因是高血压患者在降压治疗中存在着很大的误区，血压没有降到并长期控制在目标水平。

> **血压控制不好的原因**
>
> (1)有些患者血压高时就服药，血压一降至正常就停药。
>
> (2)有些患者错误地认为血压增高是老年进程的必然趋势，且高血压发病 15～20 年内可无明显的症状，他们认为自己虽然有高血压，但没有什么不舒服的感觉，所以用不着服药。
>
> (3)还有些患者由于种种原因而不能规律服药。

以上各种情况都会造成血压忽高忽低或血压持续升高，致使脑血管受到损伤，导致脑卒中的发生。最新公布的全球最大的高血压研究结果也显示，长期有效控制血压就可以显著减少脑卒中的发生。

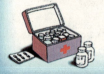

高血压患者，必须重视对高血压的治疗，在医生指导下选择有效、安全、利于长期坚持服用的降压药物，使血压保持在正常水平，以避免脑卒中的发生。

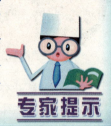

第 3 节　　心脏病与脑血管病密切相关

各种原因所致的心脏损害被认为是脑卒中的主要危险因素。心脏病的种类包括：风湿性心脏病、冠状动脉硬化性心脏病（冠心病）、急性细菌性心内膜炎或心脏黏液瘤等，尤其是伴发心律紊乱、心房颤动时发生脑卒中的机会更大。

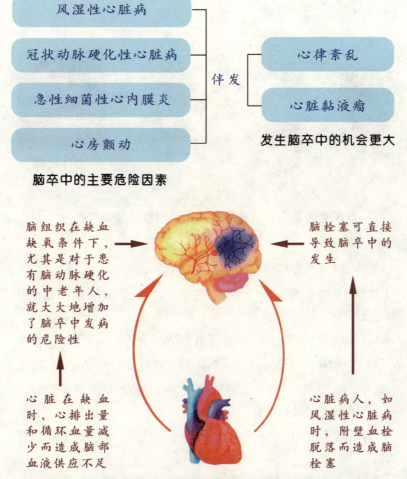

风湿性心脏病

冠状动脉硬化性心脏病

急性细菌性心内膜炎

心房颤动

伴发

心律紊乱

心脏黏液瘤

发生脑卒中的机会更大

脑卒中的主要危险因素

脑组织在缺血缺氧条件下，尤其是对于患有脑动脉硬化的中老年人，就大大地增加了脑卒中发病的危险性

脑栓塞可直接导致脑卒中的发生

心脏在缺血时，心排出量和循环血量减少而造成脑部血液供应不足

心脏病人，如风湿性心脏病时，附壁血栓脱落而造成脑栓塞

缺血性心脏病与脑血栓形成的关系

第 4 节　糖尿病易加速动脉硬化形成

糖尿病患者由于调节血糖的胰岛素分泌不足而引起糖、脂肪和蛋白质代谢紊乱，脂肪大量分解为甘油三酯和游离脂肪酸，胆固醇合成旺盛，致使血中胆固醇增加，易形成动脉硬化；糖尿病病人的血液常是高凝状态，血小板功能也常发生改变。

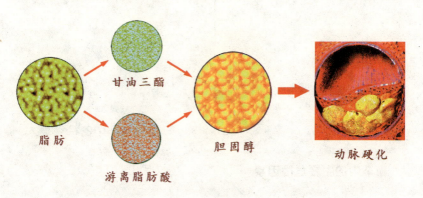

甘油三酯

脂肪

游离脂肪酸

胆固醇

动脉硬化

糖尿病因胰岛素分泌不足易加速血管动脉硬化形成

糖尿病导致的脑卒中有如下特点：

⑴缺血性脑卒中多于出血性脑卒中。文献报道，在糖尿病性脑卒中，缺血性占 89.1%，而出血性占 10.9%。

⑵高龄者多，50 岁以上者占 80%，50 岁以下者占 10%。

⑶起病慢，发生完全性卒中高峰值在 12～72 小时之间。

⑷中小型梗死多，多发性梗死多，部位多，累及到脑基底节、桥脑、小脑穿通支等部位。

⑸多伴有小中风发作，占 6%～28%，为非糖尿病者的 3 倍。

⑹脑卒中复发率高，有些可伴有血管性痴呆。

第 5 节　肥胖（超重）可使血压水平升高

肥胖与卒中的关系虽不像与冠心病的关系那样明显，但可通过血压因素间接影响脑卒中的发生。研究证实，体重的改变与血压的变化呈正比。降低体重可减少患高血压的危险。

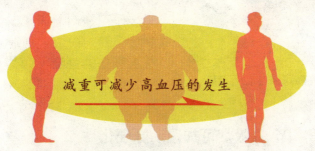

减重可减少高血压的发生

肥胖可导致高血压间接影响脑卒中发生

国外有机构追踪研究一组人群 10 年，每两年检测一次血压，分析结果发现：

(1)减少一个标准差的体重相对应的收缩压改变为 5.6 毫米汞柱。

(2)超过标准体重 20% 以上的肥胖者患高血压，糖尿病和冠心病的危险性明显增大，其中高血压的患病率比正常体重者高 3 倍。

由于高血压和冠心病均是脑卒中的危险因素，因此可以认为，肥胖（超重）与脑卒中有间接的联系。

第 6 节　血脂异常与脑血管病有关

增高的血脂水平是否是脑血管病的危险因素，至今仍无定论。一项在首钢工人中进行的研究显示，胆固醇升高会增加脑血栓发病危险，而对脑出血则有负性作用。

近期研究提示，他汀类降脂药可以减少脑卒中的发生，从而认为，血脂对脑血管病有间接作用，高血脂是脑卒中的危险因素。总之，血脂增高对脑血管病的危险不如其对冠心病的危险作用那样明确。

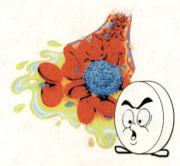

降脂药可减少脑卒中发生

第 7 节　吸烟可加速动脉硬化

有人认为，对脑卒中特别是缺血性卒中，在多因素结合作用中，吸烟占有其中的一份。实验研究提示，长期吸烟，特别是长期大量吸烟可使脑血管舒张和收缩功能降低并加速动脉硬化而增加卒中的危险。国内 21 省农村研究中亦显示吸烟与缺血性卒中有关，长期被动吸烟也可增加脑卒中的发病危险。

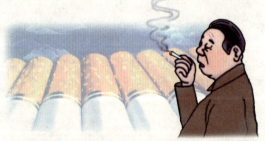

经常吸烟是公认的缺血性脑卒中的危险因素

第 8 节　酗酒能引起血压升高、血管破裂

无论是一次醉酒或是长期大量饮酒，都会增加出血性脑卒中的危险。酒精可引起中枢神经兴奋、血压升高、心率加快，一旦脑血管破裂就会发生出血性脑中风。

　　在全国21省农村研究中，酗酒则与脑梗死有关。有人认为，酒精可使血液中血小板数量增加，脑血流调节不良，升高血压，导致高凝状态、心律失常、降低脑血流量等，从而增加脑卒中的危险。

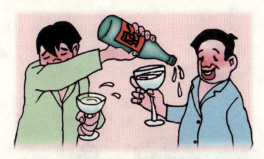

长期饮酒可引起出血性中风，酗酒则可引起脑梗死

第9节　　食盐摄入过量可直接损害血管壁

　　食盐的高摄入量对高血压的发病有重要关系，从而间接增加脑卒中危险。食盐除通过升高血压增加脑卒中的危险外，还对血管壁有直接损害作用，加剧脑血管病的并发症。

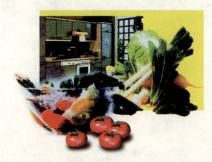

盐可以直接损害血管壁

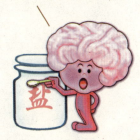

　　在我国城乡流行病学调查中，还有一个很有趣的发现，脑卒中除有北高南低的地理分布差异，还与全国各省市食盐消耗量调查显示的地理差异相吻合。由此可见，食盐摄入过量是脑卒中的危险因素之一。

第 10 节　遗传作用

一项对国内 7 城市与 21 省调查中所进行的研究显示，脑血管病与高血压家族史无论对出血性卒中与缺血性卒中均是明确的危险因素。

国外有的研究亦显示，脑血管病患者，其父母死于脑血管病者比对照组高 4 倍，双胞胎患脑卒中有一致性，这些均说明遗传因素在脑卒中发病上有一定关系。

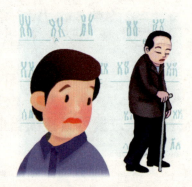

遗传因素与脑卒中发病有一定关系

第4章 脑血管病的分类

脑血管病是发生在脑部血管的病变，因血管突然破裂或血管阻塞造成血液循环障碍而引起脑组织损害的一组疾病。按其起病缓急分急性和慢性两种、根据其病理变化分为出血性和缺血性两大类。

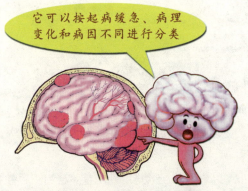

它可以按起病缓急、病理变化和病因不同进行分类

第1节   急性脑血管病和慢性脑血管病

1. 急性脑血管病

通常我们所说的脑血管病主要指急性脑血管病而言。由于其发病急、来势凶、变化快，又有"卒中"、"中风"或"脑血管意外"之称。民间则把这一类病症俗称"半身不遂"。

祖国医学描述为"中风之后，如矢石之中人，骤然而至也"意思是说发病时人好似被石子突然击中一样快

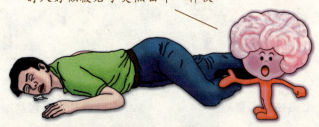

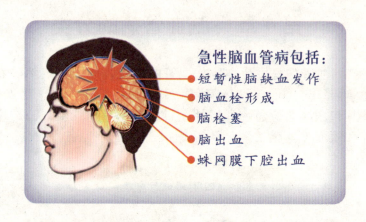

急性脑血管病包括：
● 短暂性脑缺血发作
● 脑血栓形成
● 脑栓塞
● 脑出血
● 蛛网膜下腔出血

2. 慢性脑血管病

慢性脑血管疾病则症状隐袭，逐渐进展，缓慢加重。脑动脉硬化症、脑血管性痴呆等均属慢性脑血管病。慢性脑血管病病程长，容易被人忽视。

慢性脑血管病包括脑动脉硬化症和脑血管性痴呆。

第 2 节　出血性脑血管病和缺血性脑血管病

急性脑血管病按其性质又分出血性脑血管病和缺血性脑血管病两类，在我国，出血性约占脑血管病总数的 20%～30%，缺血性约占脑血管病总数的 70%～80%。

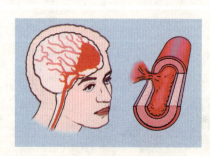

出血性脑血管病

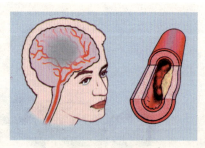

缺血性脑血管病

1．出血性脑血管病

　　脑出血又称为脑溢血，当血压由于某些原因突然升高时，引起微动脉瘤破裂，于是发生脑出血。蛛网膜下腔出血也属于这一类。有些发生在年轻人的脑出血可因脑内血管畸形、血管瘤破裂引起。

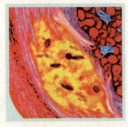 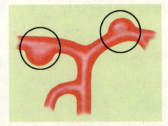 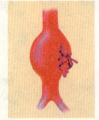

长期血压升高脑　　硬化的小动脉上形成粟粒样　血压突然升高引
部血管硬化加速　　微动脉瘤使血管壁薄厚不均　起微动脉瘤破裂

出血性脑血管病发生的原因

2．缺血性脑血管病（脑血栓形成、脑栓塞）

　　缺血性脑血管病是指因脑动脉血管本身的病变致使局部脑动脉管腔变窄，部分或完全阻塞，或在狭窄处形成血栓，造成该部位脑血液供应中断，或者由身体其他部位形成的血栓例如深静脉血栓和心因性的血栓也可随血液循环流经脑部造成局部脑组织因急性缺血、缺氧而发生软化坏死。

血栓脱落（栓子）
造成该部位脑血
液供应完全中断

脑组织因急性
缺血、缺氧发
生软化坏死

动脉硬化斑块使
管腔变窄，血液
供应部分阻塞

缺血性脑血管病发生的原因

第3节　不同原因的各类脑血管疾病

虽然脑血管疾病的种类很多，但是比较常见的、发病率较高且危害较大的脑血管病主要有：脑出血、脑血栓形成、脑梗死、蛛网膜下腔出血、腔隙性脑梗死和短暂性脑缺血发作。

1. 短暂性脑缺血发作

　　(1)颈动脉系统

　　(2)椎 - 基底动脉系统

2. 脑卒中

　　(1)蛛网膜下腔出血

　　(2)脑出血

　　(3)脑梗死

3. 椎 - 基底动脉供血不足

4. 脑血管性痴呆

5. 高血压脑病

6. 颅内动脉瘤

　　(1)先天性动脉瘤

　　(2)动脉硬化性动脉瘤

　　(3)感染性动脉瘤

　　(4)外伤性假动脉瘤

　　(5)其他

7. 颅内血管畸形

　　(1)脑动静脉畸形

　　(2)海绵状血管瘤

　　(3)静脉性血管畸形

　　(4)Galen 静脉瘤

(5)颈内动脉海绵窦瘘

(6)毛细血管扩张症

(7)毛细血管瘤

(8)脑-面血管瘤病

(9)颅内-颅外血管交通性动静脉畸形

(10)其他

8. 脑动脉炎

(1)感染性动脉炎

(2)大动脉炎（主动脉弓综合征）

(3)系统性红斑狼疮

(4)结节性多动脉炎

(5)颞动脉炎

(6)闭塞性血栓性脉管炎

(7)其他

9. 其他动脉疾病

(1)脑动脉盗血综合征

(2)颅内异常血管网症

(3)动脉肌纤维发育不良

(4)淀粉样血管病

(5)动脉壁夹层病变

(6)其他

10. 颅内静脉窦及脑静脉血栓形成

(1)海绵窦血栓形成

(2)上矢状窦血栓形成

(3)直窦血栓形成

(4)横窦血栓形成

(5)其他

第4节 "三偏"综合征

由于大脑半球与躯体是对侧支配的关系，所以偏瘫是指病变对侧肢体瘫痪。即左侧大脑半球的病变引起右侧肢体的瘫痪，反之也是一样。偏瘫、偏身感觉障碍、偏盲被称为"三偏"综合征，是内囊病变的典型症状。

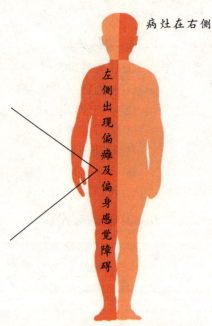

瘫痪 早期表现为对侧瘫痪肢体肌肉松弛肌腱反射及病理反射也不出现。数天或数周后瘫痪肢体肌张力渐渐增高，肌腱反射亢进，并且出现病理反射

偏身感觉障碍 是指病灶对侧肢体感觉减退症，针刺时无痛觉或痛觉减轻

病灶在右侧

左侧出现偏瘫及偏身感觉障碍

患侧对侧肢体瘫痪

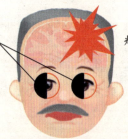

偏盲 右眼外侧一半及左眼内侧一半看不见

病灶在左侧

患侧对侧视力出现症状

第5节　脑膜刺激征

脑膜刺激征多见于蛛网膜下腔出血的病人，因血液流入蛛网膜下腔，或炎症刺激了脊髓神经根后，由其支配的相应肌群所出现的一种防御反应性肌痉挛现象。

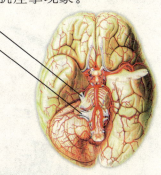

三叉神经
迷走神经

脑膜上的三叉神经与迷走神经感觉性终末器受炎症性及机械性刺激导致头痛、呕吐的发生，由于相应支配的神经根受刺激引起克氏征、布氏征阳性

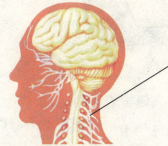

颈丛神经
支配颈肌群的颈丛神经受炎症、理化改变等刺激后，引起颈强直、颈部肌肉痉挛并伴有疼痛

脑膜刺激征的肌痉挛现象

临床表现

(1)头痛是最常见的症状，病程早期即可出现剧烈的头痛。一般为弥漫性，有时有枕部和额部特别显著。呕吐则多为喷射性。

(2)出现颈部肌肉强直即颈部肌肉强硬对被动运动有抵抗，如被动屈颈则有肌痉挛及疼痛。

(3)克氏征阳性：下肢髋、膝关节屈曲呈直角，小腿伸直小于135°并觉疼痛。

(4)布氏征阳性：患者仰卧，被动向前屈颈时，两下肢自动屈曲。

第6节 失 语

很多清醒的中风病人不能说话，或听不懂别人的语言，这种现象称为失语。失语的类型包括运动性失语、感觉性失语、混合性失语及命名性失语等。

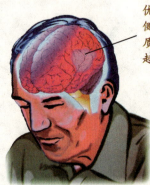

优势半球（一般为左侧大脑半球）大脑皮质语言中枢病损所引起的语言障碍

1. 运动性失语

运动性失语是指病人丧失语言表达的能力，不会讲话，但能够理解别人讲话的意思，可以用手势或点头等回答问题。

2. 感觉性失语

感觉性失语是指病人能够说话，但是不能够正确表达自己的意思，也不能理解自己说话的内容。同时病人也听不懂别人说话的意思，在回答别人的问话时，答非所问。

3. 混合性失语

病人即有运动性失语也有感觉性失语，自己既不会说话，又听不懂别人说话的意思。

4. 命名性失语

命名性失语是指病人能说话也能理解别人的问话，能说出物品的性质及用途，唯独叫不出物品的名称，所以称为命名性失语。

第5章　常见脑血管病的病因、症状和诊断

第1节　脑出血（脑溢血）

脑出血又称脑溢血，对于发生于40岁以上的高血压病患者，又称为高血压性脑出血。

1. 发病原因

长期慢性高血压使脑内小动脉发生动脉硬化和透明样病变，尤其老年人血管本身就脆性强，当遇到外界刺激时，血压骤然升高，血管壁难以承受升高的压力，发生破裂出血。

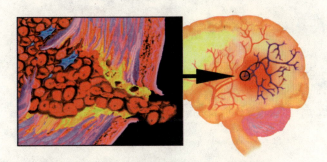

动脉瘤壁在血压骤然升高时发生破裂出血

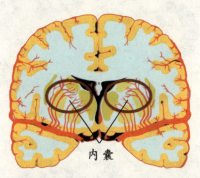

内囊部位是脑出血好发的部位

2. 临床表现

◎**突然神志丧失**　突然神志丧失是脑出血最主要的症状。多数病人起病急骤，一般为数分钟至数小时内达到高峰。一些患者昏迷往往一开始即非常严重。少数病人可渐进发展，逐渐加深，提示预后不良。

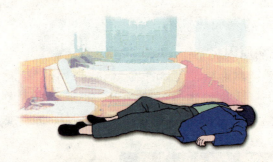

多数病人突然神志丧失

◎**头痛、呕吐**　病人因颅内压增高导致剧烈头痛、频频呕吐，呕吐物可以是胃内容物，也可以是咖啡样液体，是胃内发生应激性黏膜破溃出血所致。

脑出血时频频呕吐

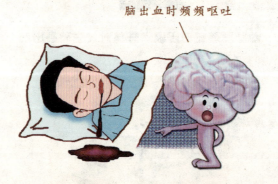

◎**血压增高**　绝大多数脑出血发作时面色红润、血压增高，收缩压超过 200 毫米汞柱，典型的脑出血病人舒张压也升高。

◎**鼾声大作**　病人软腭麻痹，舌向后拉，引起呼吸道不畅导致打呼噜。此时如将头部后仰，下颚向前推，鼾声呼吸即可明显减轻。

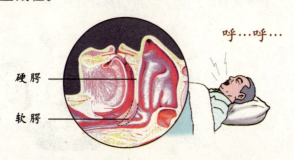

呼…呼…

硬腭

软腭

◎**其他症状**　猝然倒地，很快出现言语不清、唾液外流；昏睡、昏迷、大小便失禁、人事不省、脉搏缓慢、充实有力；四肢肌肉迟缓，半身不遂。

3．诊断要点

⑴常于体力活动或情绪激动时发病。

⑵气候骤变、用力排便、饮酒、洗澡常为发病的诱因。

⑶发作时首先感到剧烈的头痛、反复呕吐和血压升高。

⑷病情进展迅速，常出现意识障碍、偏瘫和其他神经系统局灶性体征。

⑸多有高血压病和动脉硬化或糖尿病史。

⑹腰穿脑脊液多为血性，并且压力增高。

⑺头颅ＣＴ或磁共振成像（ＭＲＩ）检查可明确诊断。

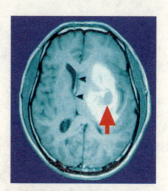

白色团块显示出血灶

4．预　后

脑出血死亡率和致残率相当高，预后不良。

第2节　脑血栓形成

　　脑血栓形成是脑中风里发病率最高的，占全部中风病例的2/3以上，多发生在55～65岁有动脉硬化的中老年人，且男性多于女性。

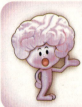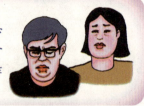

　　特别要提醒的是，有些患者在脑中风发病前已有一次或多次短暂性缺血发作

1．发病原因

　　脑血栓形成是由于脑动脉硬化、血管管腔内膜粗糙、管腔变窄引起的。在某些条件下，如血压降低、血流缓慢或血液黏稠度增高、血小板聚集性增强等因素的作用下发病。或者在凝血因子的参与下，在管腔内凝集成块，形成血栓，使血管闭塞，血流中断，从而使该血管供血区的脑组织缺血、缺氧、软化、坏死。

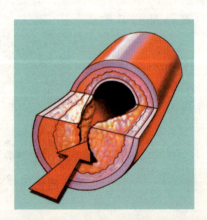

血栓导致管腔变窄，血流缓慢使脑组织缺血、缺氧

2．临床表现

⑴脑血栓形成多在安静状态下起病，与脑出血相比，脑血栓形成进展较慢。

⑵多数病人逐渐出现半侧肢体失灵等症状，但神志清楚，经过数小时甚至 1～2 天才达到高峰。

⑶多数不伴头痛、呕吐等颅内高压症状。

⑷较大的动脉闭塞后数日内发生的继发性脑水肿可使症状恶化并导致意识障碍，严重脑水肿还可引起致命性的颅内结构移位（脑疝）的危险。

由于出现梗死的部位不同，脑血栓形成临床表现也不同，其表现如下：

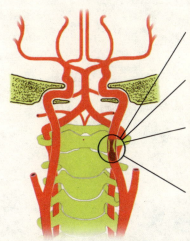

以偏瘫、偏身感觉障碍、偏盲"三偏征"和精神症状为多见

主侧半病变尚有不同程度的失语、失用和失认

有些出现病灶侧的原发性视神经萎缩

出现特征性的病侧眼失明伴对侧偏瘫称黑蒙交叉性麻痹，Horner 征，动眼神经麻痹，和视网膜动脉压下降

颈内动脉系统栓塞症状

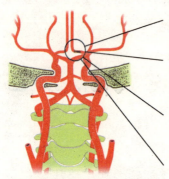

近端阻塞时可无症状

周围支受累时，以下肢瘫痪为重，可伴有下肢的皮质性感觉障碍及排尿障碍

深穿支阻塞，常出现面舌瘫及上肢轻瘫

双侧大脑前动脉闭塞时，可出现精神症状伴有双侧瘫痪

大脑前动脉栓塞症状

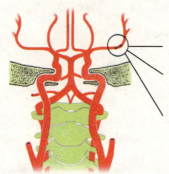

大脑中动脉血栓最为常见

主干闭塞时，有"三偏征"

主侧半球（左侧）病变时，还有失语

大脑中动脉栓塞症状

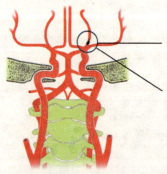
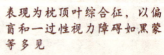

表现为枕顶叶综合征，以偏盲和一过性视力障碍如黑蒙等多见

可有体像障碍、失认、失用等

大脑后动脉栓塞症状

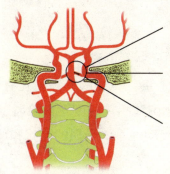

眩晕、眼球震颤，两眼球向病灶对侧凝视

病灶侧耳鸣、耳聋，Horner 征及小脑性共济失调

病灶侧面部和对侧肢体感觉减退或消失

小脑前下动脉栓塞症状

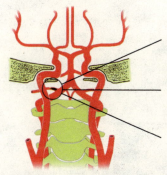

引起延髓背外侧部梗塞，出现眩晕、眼球震颤

病灶侧舌咽、迷走神经麻痹，小脑性共济失调及 Hroner 征

病灶侧面部对侧躯体、肢体感觉减退或消失

小脑后下动脉栓塞症状

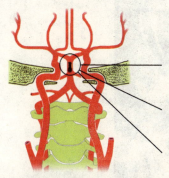

高热、昏迷，针尖样瞳孔、四肢软瘫及延髓麻痹

急性完全性闭塞时可迅速危及病人生命

个别病人表现为闭锁综合征

基底动脉栓塞症状

3．诊断要点

⑴常于静息状态下发病。

⑵多数无明显的头痛和呕吐。

⑶发病可较缓慢，渐进性加重；多与脑动脉硬化有关。

⑷一般发病后 1～2 天内意识清醒或轻度意识障碍。

⑸有颈动脉系统或椎－基底动脉系统受损的症状和体征。

⑹腰穿脑脊液一般不含血。

⑺头颅 CT 或磁共振成像（MRI）检查可明确诊断。

4．预 后

脑血栓预后比脑出血好，部分病人会留有偏瘫等后遗症。

第 3 节　脑栓塞

脑栓塞与脑血栓形成同为缺血性脑血管病，但是它的发病原因与脑血栓形成差异很大。

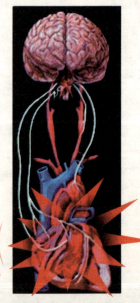

脑栓塞的原发病不在脑内，而是身体其他部分形成的栓子随血入脑，堵塞了脑血管，引起局部脑组织因缺血缺氧而坏死、软化的脑血管病

脑栓塞发病年龄以 20～40 岁的中青年为多，病人多伴有心脏病，特别是有风湿性心脏病、心房颤动等病史者

1. 发病原因

我们把脱落的血栓称为栓子。栓子进入不容易通过的血管后，阻塞血流，或诱发动脉痉挛，或继发血栓形成，加重局部血供不足；甚至缺血坏死，形成脑梗死，引起或轻或重的脑部症状。

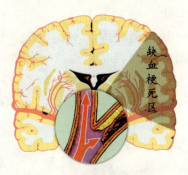

脑栓塞

根据栓子的来源可分为心源性和心外源性两大类。

◎**心源性栓子**　各种心脏病都有产生栓子可能，这些栓子进入脑循环，造成脑栓塞。在瓣膜病伴发急性或亚急性感染性心内膜炎、心律失常时，更易发生脑栓塞。心源性栓子约占脑栓塞病因的60%～80%。

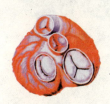

尤其风湿性心脏病瓣膜赘生物、附在血管壁的血栓脱落进入脑循环为最常见

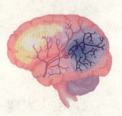

◎**心外源性栓子**　主动脉弓及其大血管的动脉粥样硬化斑块、动脉炎、动脉瘤、动脉创伤及其伴发的血栓形成，也是重要的栓子来源。

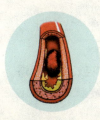

主动脉弓及其大血管脱落的栓子进入脑循环，造成脑栓塞，称为动脉栓塞

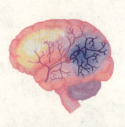

其他系统的疾病如肺部化脓性感染、癌细胞集团或组织脱落、寄生虫虫卵、骨折后的脂肪颗粒进入血管、胸腔手术时的血凝块或肺泡的气泡、误由动（静）脉注入的空气或油剂、潜水员减压过快时血液中所释出氮气进入颅内血管，都可以成为栓子。

以下情况或疾病也可导致栓子的形成

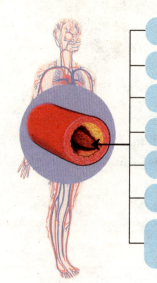

肺部化脓性感染

癌细胞集团或组织脱落

寄生虫虫卵

骨折后的脂肪颗粒进入血管

胸腔手术时的血凝块或肺泡的气泡

误由动（静）脉注入的空气或油剂

潜水员减压过快时血液中所释出氮气进入颅内血管

2．临床表现

◎起病多急骤　是各类缺血性中风里发病最快、最突然的，症状多在几分钟内达到高峰。

◎症状突然　突然出现病变对侧肢体偏瘫、偏身感觉缺失、偏盲、口角或一侧肢体抽搐，主侧半球病变常伴失语。

◎意识障碍较轻或持续时间短　仅少数人陷于昏迷，头痛、恶心、呕吐等颅内高压的症状较少见。

3．诊断要点

(1)起病急骤。

(2)发作前多无前驱症状。

(3)一般意识清楚，或有短暂的意识障碍。

(4)有颈动脉系统或椎－基底动脉系统受损害的症状和体征。

(5)腰穿脑脊液一般不含血。

(6)栓子的来源可为心源性和非心源性，可同时伴有其他脏器、皮肤、黏膜等栓塞症。

4．预　后

如栓子溶解、破裂而移向远端、侧支循环及时建立、动脉痉挛缓解、局部脑水肿消退，脑栓塞的症状则逐渐减轻或消失。如较大的或多支动脉栓塞，引起大面积或多发脑梗死，或严重脑水肿，或梗塞灶继发出血，则症状加重或导致死亡。

第 4 节　蛛网膜下腔出血

人的脑膜有三层，即硬脑膜、软脑膜和蛛网膜。蛛网膜是一层薄而透明的膜，围绕在软脑膜之外。在软脑膜与蛛网膜之间有个空腔，叫做蛛网膜下腔。

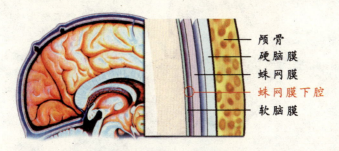

颅骨
硬脑膜
蛛网膜
蛛网膜下腔
软脑膜

脑膜及蛛网膜下腔的结构

当脑部血管破裂出血后，血流流至蛛网膜下腔时，称为蛛网膜下腔出血，蛛网膜下腔出血分为原发性和继发性两种。

原发性蛛网膜下腔出血是由于脑表面和脑底的血管破裂出血，血液直接流入蛛网膜下腔所致。继发性蛛网膜下腔出血是因脑实质出血，血液穿破脑组织进入到蛛网膜下腔或脑室引起。

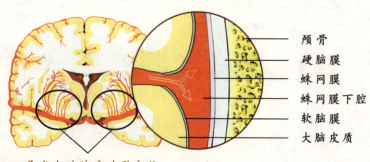

颅骨
硬脑膜
蛛网膜
蛛网膜下腔
软脑膜
大脑皮质

易发生动脉瘤破裂部位

蛛网膜下腔出血

蛛网膜下腔出血是比较常见的脑血管病之一。不同年龄的患者发病的原因也有其不同的特点。

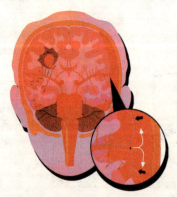

中年以下发病者，多为颅内血管畸形或动脉瘤破裂引起

50岁以上发病者，则往往因高血压、脑动脉硬化及脑肿瘤引起

不同年龄蛛网膜下腔出血发病原因

1．发病原因

引起蛛网膜下腔出血的最常见原因是先天性颅内动脉瘤和血管畸形破裂出血。由于血管瘤好发于脑底动脉交叉处，最易直接受到血流冲击，加上血管先天性发育不良，极易破裂出血。其次为高血压、脑动脉硬化、颅内肿瘤、血液病等。

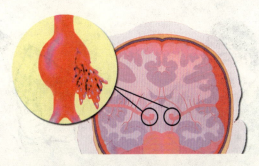

脑底动脉交叉处为常见出血部位

由于蛛网膜下腔出血不影响脑实质，所以，一般不引起肢体瘫痪。但当出血位于额叶、颅底动脉环上时，病人也可出现偏瘫、偏身感觉障碍及失语等体征。

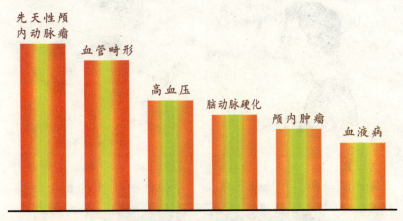

蛛网膜下腔出血的常见原因

2．临床表现

　　蛛网膜下腔出血起病急骤，病前常无先兆，部分病人在活动状态下发病。有些病人还可出现烦躁不安、谵妄、幻觉等精神症状，或伴有抽搐及昏迷等。头痛、呕吐和颈项强直是蛛网膜下腔出血的三大主症。

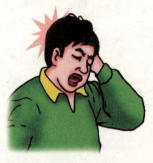

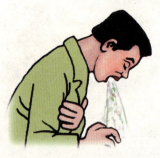

头痛　剧烈头痛多为撕裂样或剧烈胀痛。头痛部位多位于枕部，也可为全头痛。头痛的程度与出血量有关。

呕吐　因为大量的血液进入蛛网膜下腔，使脑脊液循环发生障碍，颅内压增高，所以常伴有频繁呕吐。

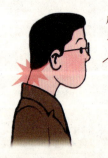

脖子怎么发硬呢？

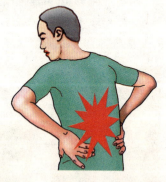

颈项强直　血液刺激脑膜可产生颈部肌肉痉挛、活动受限，严重时出现颈项强直、克氏征阳性、布氏征阳性等。

其他症状　血液刺激了神经根，常引起神经根刺激症状，如腰背疼痛等。个别患者还可出现小便困难及尿潴留。

3．诊断要点

(1)起病急骤。

(2)常伴有剧烈的恶心、呕吐。

(3)一般意识清醒，有时会出现精神症状。

(4)多有脑膜刺激征，少数病人伴有脑神经及轻度的偏瘫等局灶体征。

(5)腰穿脑脊液呈血性。

(6)头颅ＣＴ或磁共振成像（ＭＲＩ）检查可协助诊断。

蛛网膜下腔出血在ＣＴ片上往往在颅底或脑沟部分有高密度灶，约有5%的蛛网膜下腔出血的患者ＣＴ可能正常。这些患者通常有少量的蛛网膜下腔出血，并可能没有神经系统的异常表现。

(7)脑血管造影检查可帮助明确是动脉瘤引起的还是脑血管畸形引起的。

4．预　后

蛛网膜下腔出血的预后，主要取决于出血量的多少和造成出血的原发病。

一般来说，病人经过2～3周的治疗后，头痛停止，脑膜刺激征逐渐减轻或消失，病情便会趋向稳定。

但当情绪激动、用力或过早活动时，还可发生再出血。

特别提示

　　病情趋向稳定后，仍需注意预防复发。病人一般要安静休息 2～4 周，保持大便通畅，避免用力咳嗽和精神刺激等，对可疑由脑动脉瘤和血管畸形引起的患者，可待病情稳定后，做血管造影或数字减影等检查，一旦确诊，能够手术者，可行手术切除，以防止再复发。

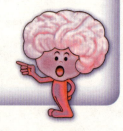

第 5 节　腔隙性脑梗死

　　腔隙性脑梗死实际上就是缺血性脑卒中的一种特殊类型。腔隙性脑梗死，梗塞的脑血管不是脑的大、中血管，而是在脑深部的微小动脉发生了闭塞，从而引起脑组织缺血性软化病变。

巨噬细胞
坏死的脑组织被巨噬细胞吞噬，移走后留下的小空洞被称为腔隙

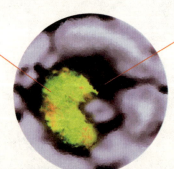

腔隙
这个腔隙很小，可在 0.5～20 毫米之间，以 2～4 毫米最为常见。这些腔隙数量呈多个、甚至几十个不等

微小动脉腔隙的形成

　　随着人口的老龄化以及 CT 和磁共振成像（MRI）检查的广泛应用，被诊断为腔隙性脑梗死的患者明显增多。

1. 发病原因

腔隙性脑梗死是在高血压和动脉硬化的基础上形成的，长期的高血压可引起小动脉硬化和透明性病变，从而产生血管闭塞。中老年人血液黏度增高，血小板聚集增强，红细胞变形能力降低，血脂增高，使血液处于高凝状态，血流速度缓慢，脑血流量减少，更易导致小动脉闭塞，而发生腔隙性脑梗死。

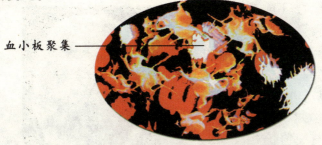

血小板聚集 ————

血液黏稠度高，血小板聚集增强

2. 临床表现

◎纯运动型　突然一侧面部、臂、腿部肌肉无力。

◎纯感觉型　突然一侧面部、臂、腿部麻木或感觉减退。

◎感觉-运动型　突然一侧面部、臂、腿部肌肉无力，同时伴有突然一侧面部、臂、腿部麻木或感觉减退。

◎发音困难-笨手综合征　突然构音不清，吞咽困难，饮水呛咳，一侧口角歪斜，手动作笨拙，但是无明显肢体瘫痪。

◎共济失调-轻偏瘫型　突然一侧下肢无力伴随肢体精细动作完成差。

3．诊断要点

⑴多由高血压动脉硬化引起。

⑵发病时多无意识障碍。

⑶临床表现多不严重，表现为纯感觉性中风、纯运动性轻偏瘫、共济失调性轻偏瘫，构音不全-手笔拙综合征或感觉运动性中风等。

⑷头颅ＣＴ或磁共振成像（MRI）检查可明确诊断，脑梗死或脑栓塞时，ＣＴ片看到的和脑出血情况恰恰相反，是一团低密度灶（病灶直径≤15毫米）。

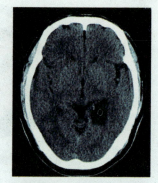

黑色团块显示缺血灶

特别提示

中老年人一旦出现原因不明的性格改变或头晕，记忆力减退，动作失调，说话含糊不清等症状，除应注意安静休息外，还应请内科医生进行诊治，一旦确诊，应积极治疗，控制病情发展，预防脑血管性痴呆的发生。

4．认识误区

腔隙性脑梗死虽然可形成小腔隙，大多数无明显的症状，更谈不上失语、偏瘫了。即使有点症状也很轻微，如出现记忆力下降、注意力不集中或短暂性脑缺血发作，很少人会想到自己患了脑梗死。尤其是 40～50 岁的中年人，没有人会因注意力、记忆力下降到医院看病，还以为只不过是疲劳综合征、神经衰弱。这种情况如果没有及时治疗，脑内就会逐渐出现广泛多灶性腔隙梗塞，使脑血流量减少，脑组织缺血缺氧，形成多个小软化灶，还可导致智能减退。病情继续加重，最后发展为智能衰退，这就是通常我们所说的因脑血管性病变造成的继发性痴呆。

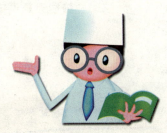

第 6 节　　短暂性脑缺血发作（小中风）

短暂性脑缺血发作俗称小中风。小中风虽然病情轻，发作时间短，不会对人体造成实质性的伤害，但却常是脑血栓和脑出血的先兆。因此医学界将小中风称为脑中风的红色报警。在国内 21 省农村调查中结果显示：

曾发生小中风者患完全性脑卒中的危险可能比正常人高

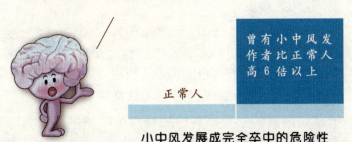

曾有小中风发作者比正常人高 6 倍以上

正常人

小中风发展成完全卒中的危险性

在国内21省农村调查结果显示：

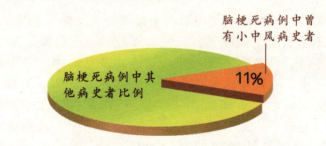

脑梗死病例中曾有小中风病史者比例

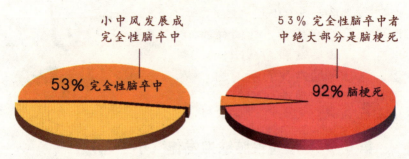

小中风发展成完全性脑卒中比例　小中风完全性脑卒中者脑梗死比例

1. 发病原因

小中风也是在脑血管动脉硬化的基础上发生的，只不过病变程度轻一些，脑组织缺血时间短暂而已。

2. 临床表现

人体颈内动脉供应脑部血液的70%～80%，因此该血管出现的小中风的症状更为多见。依据脑血管的分布、流通、供应脑细胞的功能部位表现出小中风和椎－基底动脉供血不足两大组症状。但两大系统同时出现缺血障碍的情况极少见。

依据脑血管的分布及其病症特点小中风可以表现出刻板性、短暂性、反复性三大特征。

◎**刻板性**　是指出现的临床表现具有固定的模式。

(1)颈内动脉系统及眼动脉短暂缺血出现的症状是一过性黑蒙，短时间缓解。一侧单独累及到手和手臂的肢体麻木和发沉，行走不便，还可出现语言不利，口齿不清的症状等。

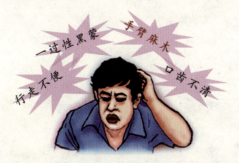

颈内动脉系统及眼动脉短暂缺血出现的症状

(2)椎-基底动脉供血不足出现的症状是双眼视物模糊、呕吐、共济失调、走路不稳、构音障碍、吞咽困难、突然跌倒等。

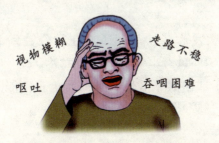

椎-基底动脉供血不足出现的症状

小中风多发生在有动脉硬化或高血压病史的老年人身上。一旦发现上述症状，不可忽视，应及早就医

◎**短暂性**　每次发作时间短暂，几十秒钟到几十分钟后缓解，多数患者在 1 小时内恢复，少数 24 小时内自行停止发作，发作缓解后临床症状消失，不会留下后遗症状。

颈内动脉小中风平均发作时间是 14 分钟，椎 - 基底动脉小中风平均发作时间是 8 分钟。

◎反复性　在初次发作后，病人常常会有反复发作的经历。有的患者一天可发作几次，有的几个月发作一次，总之症状是重复出现的。

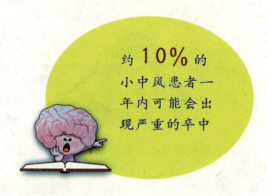

约 **10%** 的小中风患者一年内可能会出现严重的卒中

3. 诊断要点

(1)每次发作持续时间通常在数分钟到 1 小时左右，症状和体征在 24 小时内完全消失。

(2)CT 或磁共振成像（MRI）检查可能阴性，也可能发现有腔隙性梗死灶的存在。

第6章 急性脑血管病的并发症

中风后由于中枢神经系统功能障碍，全身各系统的功能也会发生不同程度的改变。急性期的并发症主要有中枢神经系统和全身性的并发症两大类。

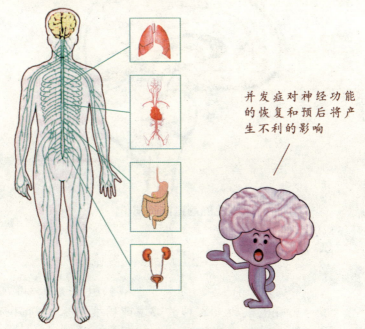

并发症对神经功能的恢复和预后将产生不利的影响

中枢神经系统对全身系统功能的影响

第1节 脑疝

脑疝是中风急性期脑水肿所致的高颅压引起的最凶险的，也是致命的并发症。有一半以上的脑卒中患者死于脑疝。脑疝形成后，不但严重影响脑的血液循环，而且还会压迫脑干，导致呼吸障碍，造成缺氧和二氧化碳潴留，加重脑水肿，使颅内压更高，如不及时治疗可导致死亡。中风发病在第一周之内尤其是头三天之内死亡原因最多的便是脑疝。

1. 发病原因

当颅内压增高，脑组织被挤入阻力较小的硬脑膜间隙和颅骨的生理孔道引起嵌顿，称为脑疝。

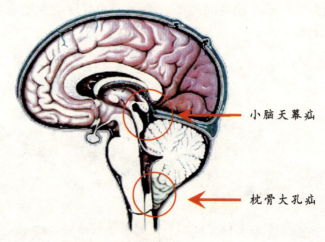

小脑天幕疝

枕骨大孔疝

常见的脑疝好发部位

2. 临床表现

◎**前驱期**　由于颅内高压造成脑组织缺氧程度加剧，脑疝的前驱期表现为突发或再度加重的意识障碍，剧烈头痛，频繁呕吐，呼吸和心率加快，血压升高。

◎**代偿期**　脑组织缺氧如未得到缓解，脑疝进入代偿期，病人就会陷入昏迷，呼吸心率反而变慢，双侧瞳孔不等大。

◎**衰竭期**　如果脑干受到及其严重损害，已不能通过代偿功能来维持生命，那么病人就进入衰竭期，直至各项生命体征消失，病人死亡。

3.处置措施

> 　　在急性期应密切注意病人的呼吸、脉搏、体温、血压和瞳孔变化，及早发现脑疝，并积极进行脱水治疗，控制颅内高压，减少病死率。

第2节　心脏并发症

1．发病原因

　　急性脑血管病发病时，由于血液循环障碍对心血管系统，尤其是心肌有一定的影响，可引起类似急性心肌梗死、心肌缺血、心律失常或心力衰竭等表现。这不仅使脑血管病的病程延长，而且有时可成为病人死亡的直接原因。

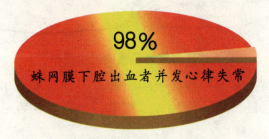

98%

蛛网膜下腔出血者并发心律失常

中风病情越重心脏并发症越多

2．临床表现

　　蛛网膜下腔出血并发心律失常者表现为心房颤动、室性或室上性心动过速、心室颤动、Q－T间期延长等。

3．处置措施

　　并发心律失常者应常规抗心律失常、抗血小板聚集或抗凝治疗，以防止栓子脱落进入颅内血管，引起脑栓塞。

第3节　肺部并发症

1. 肺部感染

　　肺部感染是中风患者的常见并发症之一，占昏迷病人的50%以上。昏迷者吞咽困难，咳嗽反射迟钝或消失。口腔内分泌物或呕吐物容易误入气管，导致吸入性肺炎。

中风急性期病人肺及气管内
淤积大量分泌物，容易使细
菌繁殖而引起呼吸道感染

肺部感染

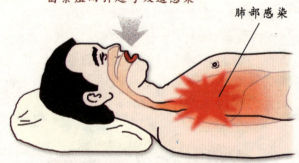

吸入性肺炎是肺部感染的主要原因

　　中风病人多为年龄较大的中老年人，原本就存在不同程度的心肺功能低下、慢性肺部疾患，中风发生后更易并发肺部感染。

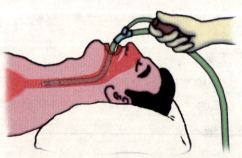

呼吸道护理是预防肺部感染的关键

2．肺栓塞

中风病人约有 9％发生肺栓塞，存在高凝状态的病人发生率更高。病程可为爆发性、急性、亚急性或隐袭性，发生时间在中风后 1～3 个月不等。

肺栓塞将通过发热或缺氧影响病人的预后。

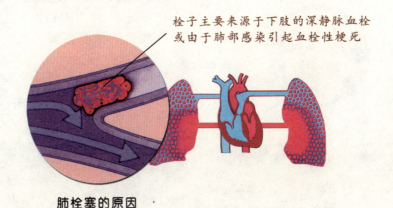

栓子主要来源于下肢的深静脉血栓或由于肺部感染引起血栓性梗死

肺栓塞的原因

3．神经源性肺水肿

多发生于蛛网膜下隙出血和脑出血，多呈爆发性发病，如不迅速治疗可在短期内死亡。

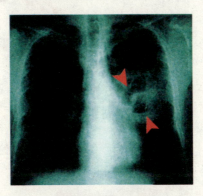

神经源性肺水肿

第4节　消化道出血

1. 发病原因

据统计，脑出血以后有 15%～30% 并发消化道出血。上消化道出血是中风严重的并发症之一。其中以脑出血，特别是脑干部位的出血并发上消化道出血的几率最高，是早期死亡的主要原因。

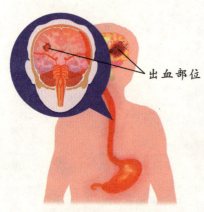

出血部位

呕血、便血的原因是中风病灶影响丘脑下部发生应激性消化道溃疡的结果，合并消化道出血者死亡率明显高于无消化道出血者，其中直接死于上消化道出血者占 20%。

脑出血并发消化道出血

2. 临床表现

消化道出血多发生在中风后一周以内，也有在中风发病同时出血的。以呕血为多见，也可见黑便。呕血、黑便和血红蛋白降低是上消化道出血的重要征象。

中风病人如果出现意识障碍加深、体温持续升高、心率加快、血压下降、伴有恶心、肠鸣音增强者，提示有发生上消化道出血的可能。

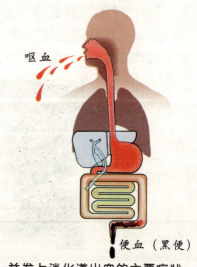

呕血

便血（黑便）

并发上消化道出血的主要症状

第 5 节　　泌尿系统感染

泌尿系统感染是急性中风后致病和致死的一个主要原因。中风死亡者有 30% 与泌尿系统感染有关。

中风病人常伴有排尿功能异常及其他功能受损而必须插入导尿管，从而使尿路感染的几率大大增加。

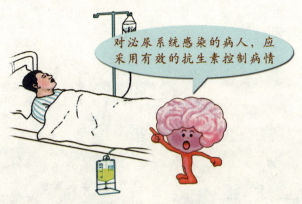

对泌尿系统感染的病人，应采用有效的抗生素控制病情

第 6 节　　高血压

中风病人多有高血压，这与一过性儿茶酚胺增高有关。中风急性期，脑自身调节受损，脑内压对全身血压波动及血流增减的反应性下降。

血压突然升高，可使梗死周围血流增加和脑组织对缺血的代偿性反应加重，而引起缺血周围组织水肿，神经功能障碍恶化。

血压过低会影响脑部的血流灌注，使脑血流减少，造成脑部神经元缺氧坏死。

> 脑梗死急性期病人的收缩压应控制在 180～200 毫米汞柱水平，舒张压控制在 110～120 毫米汞柱水平；恢复期平稳下降，控制在 140／90 毫米汞柱水平。

第7节　癫痫

中风后癫痫发作的发病率在 4.3%～42.8%。女性比男性更易发生癫痫。

中风后以蛛网膜下隙出血并发癫痫最多见，脑梗死次之，脑出血最少见。发作类型以单纯部分性发作居多。

出血性中风、皮质病变累及一个脑叶以上者是导致癫痫的高危因素。

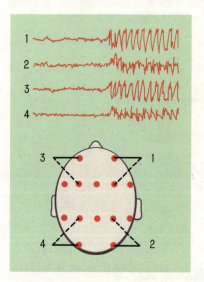

癫痫后过量的兴奋性氨基酸释放，造成继发性缺血性神经元损害，可使神经功能障碍加重和死亡率增加

对这类病人应及早控制癫痫发作

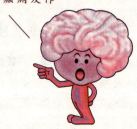

处置措施

对首次发作者应给予抗癫痫治疗 1 个月。

频繁抽搐或抽搐持续时间较久者，按癫痫长期服药治疗，并注意寻找引起癫痫的病灶。

如有脑血管畸形、脑动脉瘤等，必要时进行手术治疗。

第8节　褥　疮

中风病人多为体大身胖者，加之偏瘫、出汗多等，骨突出部位和受压部位血液循环障碍，易导致局部营养不良，极易发生褥疮。由褥疮导致的伤口经久不愈，从而造成菌血症和败血症，最后可使病人多脏器感染直至全身衰竭而死。

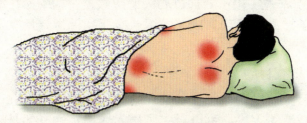

红色区域为容易发生褥疮处

预防要点

对容易发生褥疮的部位要注意勤翻身，保持清洁和干燥。

第9节　抑郁症

抑郁症是中风的常见并发症，发生率占住院病人的50%，门诊病人的30%。其中大多数抑郁症患者为重度，17%～20%为轻度抑郁症。中风病人的抑郁症表现常不典型，主要表现为沮丧、悲观、易怒和情绪低落等。早期主要表现为语言和独立生活障碍，不与外界交往。

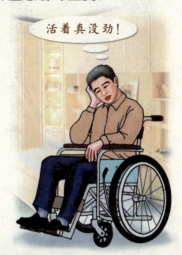

活着真没劲！

处置措施

发病后3个月内应及时给予有效的心理治疗和药物治疗，若等神经功能恢复后再行治疗，往往对身体康复不利，且有发展成为更严重抑郁症的危险。

第7章　脑血管病辅助检查

第1节　电子计算机X线断层扫描（CT）检查

CT检查是利用多个X线球管排列成圆圈状，在同一时间内，用X线拍摄不同部位的头颅图像进行横断面扫描，然后经电子计算机处理，成为多幅头颅断层图像，用来观察和确定颅内病变。

1．检查目的

头颅CT检查是鉴别脑梗死与脑出血或其他颅内占位性病变的最重要手段，可以对中风病人作出定性（即是缺血性还是出血性）、定量（即出血量的多少，梗死范围的大小）和定位（即出血或梗死的部位）诊断，尤其是可以早期发现高血压最常并发的脑缺血部位小而又没有明显临床症状的腔隙性脑梗死，为早期有针对性地治疗提供可靠的依据。

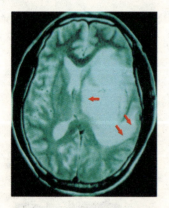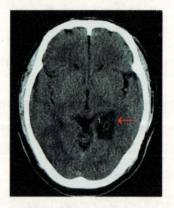

红色箭头处显示脑出血灶　　　黑色团块显示脑梗死灶

CT检查对脑血管病的定性、定量和定位的鉴别

CT扫描是目前普遍用于脑卒中诊断的检查方法，对判断病人的病情发展和转归等都有价值。

2．检查方法

CT 检查有平扫 CT 和增强 CT 两种：平扫 CT 又称普通扫描，通常用于初次 CT 检查者。增强 CT 是通过静脉注射造影剂后的 CT 扫描方法。

> **CT 检查的最佳时间**
>
> 脑梗死病人以发病后 3～11 天为最佳检查时间；
>
> 脑出血病人应在发病后即刻至 1 周内做 CT 检查。

3．平扫CT和增强CT的区别和比较

> 某些病变在 CT 平扫上呈等密度改变时，或者虽已在平扫 CT 上显示病灶，而不能明确其血供是否丰富；增强扫描显著地改善了某些器官 CT 检查的分辨率和诊断准确率，以颅脑 CT 检查为例，平扫 CT 的准确率为 82%，增强扫描的准确率上升到 92%～95%。

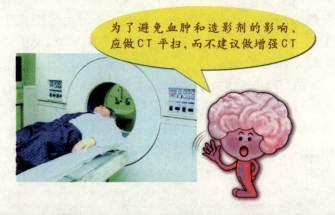

为了避免血肿和造影剂的影响，应做CT平扫，而不建议做增强CT

第2节　磁共振成像（MRI）检查

1. 检查目的

磁共振成像（MRI）检查是利用电磁场成像，是继 CT 后更先进的影像技术，不但能从横断面上，还能从矢状面、冠状面上显示病变，可检查脑部的病损如脑梗死、脑出血等。

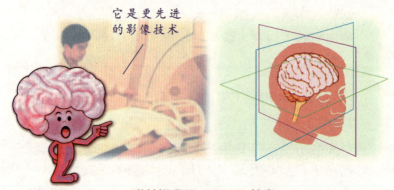

它是更先进的影像技术

磁共振成像（MRI）检查

2. MRI 检查与 CT 检查的区别和比较

◎**反映梗死时间的敏感度**　MRI 检查对梗死区水肿的改变较敏感，脑梗死在起病后 1 小时就能显示皮质表面和后颅凹的病变。起病 6 小时后的梗死几乎都能被显示；CT 检查一般需要在脑梗死起病 12 小时以后才能显示。

◎**对脑出血或脑缺血定性**　MRI 检查对缺血性脑血管病较敏感，对直径 2 毫米以下的小梗死灶即可显示，有利于脑干和小脑梗死灶的诊断；CT 检查对出血性脑血管病较敏感，尤其是对意识障碍病人更为适用。

尽管 MRI 可以发现早期脑出血,但其总体效果并不优于 CT 检查。

◎检查耗时与价格 CT 检查省时、省钱,MRI 检查时间较长,不利于对急诊患者的连续观察。

MRI 检查不是常规的检查技术,一定要在医生的指导下有的放矢地进行,以免造成医疗资源浪费和给病人和家属带来不必要的经济负担。

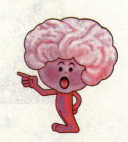

第3节 脑血管造影检查

1. 检查目的

医生采取手术治疗前必须进行脑血管造影检查,以便明确动脉瘤的部位、大小、数量、形状,或畸形血管的部位、形状、供血及侧支循环情况等。

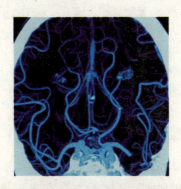

脑血管造影检查清晰显示脑血管形态

脑血管造影检查具有一定的创伤性，所以近年来又开展了数字减影脑血管造影检查，它具有操作简单、不良反应小、成功率高、诊断正确率高、病人易于接受等多方面的优点，对脑卒中具有较高的诊断价值。

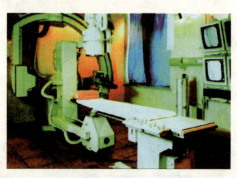

数字减影脑血管造影

2. 检查方法

脑血管造影检查是将造影剂注入颈动脉或椎动脉，使血管显影，了解脑血管本身的形态和病变的部位，是最确切的影响学诊断方法之一，对诊断中风病变具有特殊的价值。

3. 脑血管造影检查与CT检查的区别和比较

在CT检查应用于临床后，脑血管造影检查有所减少，但CT检查在明确动脉瘤的部位、大小、数量、形状，或畸形血管的部位、形状、供血及侧支循环情况等方面不能完全代替脑血管造影。

第4节　脑脊液检查（腰椎穿刺）

脑脊液是在两层脑膜之间流动的液体，为无色透明的液体，它来自脑室中的脉络丛，充满在各脑室、蛛网膜下腔和脊髓中央管内，沿脑室和蛛网膜下腔流动，最后被蛛网膜颗粒吸收。脑脊液具有保护和营养脑及脊髓的作用。正常脑脊液具有一定的压力，对维持颅内压的相对稳定有重要作用。

对临床怀疑为蛛网膜下腔出血，而又无 CT 异常表现的患者，应再做腰穿检查。腰穿又叫腰椎穿刺，就是通过腰椎间隙穿刺测定颅内压，并取出脑脊液进行检查的一种方法。

1. 检查目的

检查脑脊液可以进一步明确中风的性质。脑脊液检查与 CT 检查配合，可使脑卒中的诊断阳性率明显提高。

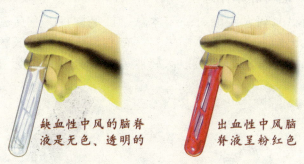

缺血性中风的脑脊液是无色、透明的

出血性中风脑脊液呈粉红色

脑脊液颜色可以进一步明确中风的性质

2. 检查安全性

正常人每天约过滤和排泄 130 毫升脑脊液。脑脊液检查只需抽取出 5～10 毫升，不会对人体有任何影响。

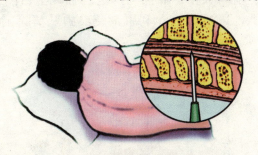

抽取脑脊液部位

第8章　出血性脑血管病的治疗

本章主要指由于高血压导致的脑出血急性期的临床治疗。治疗的关键是避免再出血，控制脑水肿，防止脑疝。

第1节　急性脑出血的内科治疗

对于一些出血量不大或出血部位不宜手术患者，即应采取内科治疗。

1. 绝对卧床休息

脑出血病人要绝对卧床休息，杜绝探视，避免搬动，防止再次出血。头部带冰帽降温，有利于止血，减低脑代谢水平，保护脑细胞，还可以减轻脑水肿，防止脑疝发生。

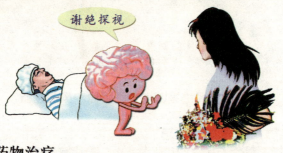

谢绝探视

2. 药物治疗

积极控制脑水肿，降低颅内压。临床上目前最常用的药物有三大类，即高渗液、利尿剂及自由基清除剂。

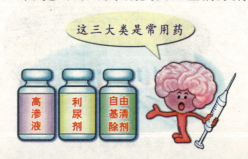

这三大类是常用药

高渗液　利尿剂　自由基清除剂

◎**高渗液**　能起到高渗利尿脱水作用，常用甘露醇和甘油。甘露醇在减轻脑水肿、降低颅内压方面作用快，效果显著，且有清除自由基的作用，从而保护脑细胞。甘油的优点是作用持续时间长，反跳作用甚微，有利于消除脑水肿；改善脑功能。

◎**利尿剂**　也有脱水、降颅压作用，尤其适用于伴有心功能不良者。常用的药物有安体舒通、速尿、利尿酸等。

◎**自由基清除剂**　缺氧后产生的自由基连锁反应，可使细胞膜发生过氧化损害，从而导致脑水肿和微循环障碍，常用清除自由基的药物如地塞米松（或强的松）、巴比妥类、维生素 E、维生素 C、氯丙嗪、甘露醇和过氧化物歧化酶（SOD）等。

颅内压增高是脑出血患者死亡的主要原因，因此降低颅内压是治疗脑出血的重要任务。以 20%甘露醇 125 毫升静脉滴注，每 4～6 小时 1 次，可和速尿 40 毫克静推交替使用。

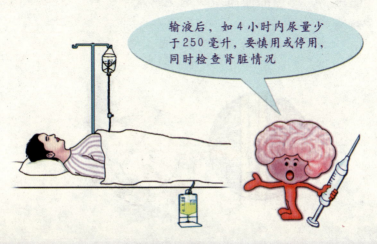

输液后，如 4 小时内尿量少于 250 毫升，要慎用或停用，同时检查肾脏情况

3．调控血压

脑出血患者血压的控制无一定的标准，应根据患者年龄、既往高血压史、颅内压的增高情况、出血原因、发病时间等情况而定。脑出血患者血压调控应遵循以下的原则：

◎**不急于降低血压** 血压升高在脑出血中常见，在颅内压增高情况下，血压升高是一种自我调节保护性反应。应先降颅内压后，再根据血压情况决定是否进行降压治疗。

◎**慎重平稳降血压** 血压高于200／110毫米汞柱时，在降颅内压同时慎重平稳使血压维持在略高于发病前水平或180／105毫米汞柱左右；收缩压在170～200毫米汞柱或舒张压在100～110毫米汞柱，暂时不必使用降压药。收缩压低于165或舒张压低于95毫米汞柱时不需要降压治疗。

◎**适时升压** 血压过低者应进行升压治疗，以保持脑灌注压。

◎**恢复期血压水平** 脑出血恢复期应积极治疗高血压病，尽可能使血压降至正常水平。

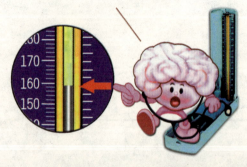

过度降压会降低脑灌注压，并导致脑损伤加重

4．其他方面

⑴注意热量补充和水、电解质及酸碱平衡。

⑵应用必要的止血药物。

⑶排便用力可诱发再次脑出血，因此要保持大便通畅，防止大便干燥。

第 2 节　脑出血的外科治疗

脑出血病人早期或超早期（6 小时内）手术治疗目的，主要是尽快清除血肿、降低颅内压，挽救生命，尽可能减少血肿对周围脑组织的压迫，使受压的神经元有恢复的可能，防止和减轻出血后一系列继发性病理变化，打破危及生命的恶性循环，降低致残率，提高治愈率及生存质量。

治疗脑出血过去在一些基层医院完全依靠内科疗法，近年来越来越多地采用外科手术治疗，尤其是用立体定位（CT）进行手术清除血肿的方法挽救了许多脑出血病人的生命。

1．不同手术方法和目的

◎去骨片减压术　去骨片减压术对颅压非常高的患者减压效果较好，但创伤大，目前已较少采用。

◎小骨窗开颅血肿清除术　开颅术目前多用于出血部位不深、出血量大、中线移位严重的患者。此外，小脑出血也主张采用此手术方法，以期达到迅速减压的目的。这种手术的优点是可以在直视下彻底清除血肿。

◎微创血肿清除术　利用 CT 导向或立体定向技术

将穿刺针或吸引管准确置于血肿中心，在吸除血肿时，可以防止周围组织的损伤。此种方法适用于各部位的出血，特别是深部血肿。但此种方法不能止血，故只有当无活动出血时方可进行。

◎内窥镜血肿清除术　仅在少数医院试行。

◎脑室穿刺引流术　对脑室内出血有效，即使是深度昏迷患者也可能取得良好的效果。

2. 手术适应症

◎出血部位　浅部出血要优先考虑手术，如皮层下、壳核（外囊）及小脑出血。

◎出血量　通常大脑半球出血量大于50毫升，小脑出血大于10毫升即有手术指征。

◎意识障碍　神志清醒的患者多不考虑手术。发病后意识障碍轻微，其后缓慢加深，就诊时意识中度障碍者，应积极手术治疗。

3. 手术禁忌症

(1)出血后病情进展迅猛，短时间内即陷入深昏迷的病人。

(2)发病后血压过高（≥200/120毫米汞柱）、眼底出血、病前有严重心、肺、肾功能障碍者。

(3)脑疝晚期，双侧瞳孔均散大者。

(4)脑干出血者。

4．术后处理

> （1）保持血压稳定，防止血压过高造成再出血或血压过低导致脑血流不足。
>
> （2）控制颅内压增高，减轻其所致的继发损伤。

5．防止并发症

> （1）防止感染如肺炎、泌尿系统感染。
>
> （2）防止消化道出血。
>
> （3）防止中枢性高热。
>
> （4）注意心脏并发症的发生。
>
> （5）防治癫痫。
>
> （6）防止褥疮。

第3节　介入治疗

1．颅内动脉瘤闭塞

医生将微导管选择性地插入动脉瘤内，在动脉瘤内填置相应的栓塞材料将动脉瘤闭塞，可有效地防止动脉瘤再出血，介入治疗闭塞动脉瘤的死亡率和致残率明显小于手术夹闭法。

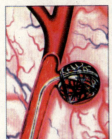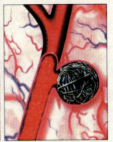

微导管插入瘤体　　填置栓塞材料　　闭塞动脉瘤

介入治疗颅内动脉瘤闭塞过程

几乎所有的脑动脉瘤都可以采用血管内介入治疗，尤其以小于 15 毫米的的小动脉瘤更适合，对于其他不适合做手术的患者，只要身体情况允许，没有凝血障碍或对肝素有不良反应，对造影剂不过敏的患者，都可以选择介入治疗动脉瘤。

2．脑动静脉畸形栓塞治疗

随着导管材料和栓塞材料发展，介入治疗在脑动静脉畸形的综合治疗中已占有越来越重要的位置。医生将微导管插入畸形团内，注入相应的栓塞材料，将畸形血管团闭塞。

脑动静脉畸形介入治疗适合于功能区或较深的脑动静脉畸形患者，以及血管畸形较大，手术切除困难者。

第9章　缺血性脑血管病的治疗

对于脑卒中的治疗，特别强调就医时机。如果脑梗死病人在 3 ~ 6 小时内施以溶栓治疗，就可能在脑细胞没有出现完全坏死之前，恢复氧供和血供，从而恢复全部或部分功能。

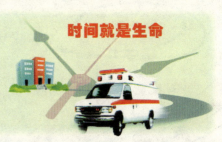

脑组织缺血 3 小时后可能出现不可逆变化，缺血 6 小时后则脑细胞出现坏死。

时间就是生命

第1节　药物治疗

1．溶栓疗法

发病后 3~6 小时以内可进行静脉给药溶栓，也可动脉给药溶栓，动脉溶栓未广泛应用于临床。常用药物有尿激酶、重组组织型纤溶酶原激活剂（rt - PA）。无论是静脉给药还是动脉给药，都需要由医生严格掌握适应证和用药时机。

溶栓和抗凝疗法一样，治疗前必须经 CT 检查与临床确诊为缺血性脑血管病，在急性期发生 6 小时内尽早接受治疗，见效快、疗程短。

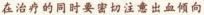

在治疗的同时要密切注意出血倾向

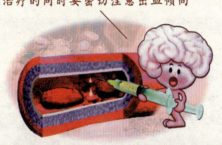

选择性血管内溶栓术是缺血性脑卒中最常用的介入治疗。病人发病 3 小时内被送入医院，经医生初步检查，若怀疑脑梗死，立即做 CT 检查，排除出血。一般来说，只要在病人发病 3 小时内做治疗，效果是比较满意的。

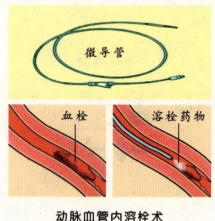

微导管

血栓　　　溶栓药物

动脉血管内溶栓术

如没有出血的情况，由医生经股动脉插入导管，在 X 线数字减影机下将微导管送到血栓部位，通过微导管慢慢注射溶栓药物。每隔 15 分钟做 1 次脑血管造影，以观察给药的效果。如果堵塞的血管通了，即停止给药；若未通，则加大药量，直到 75 万～100 万单位的最大剂量时停药。

2．降纤治疗

小中风患者有时存在血液成分的改变，如纤维蛋白原含量明显增高，或频繁发作患者可选用降纤酶治疗。

3．改善脑的血循环

一般采用扩容和血管扩张剂治疗，可以改善脑的血循环，增加脑血流量，促进侧枝循环建立，以图缩小梗塞范围。常用的药物有：

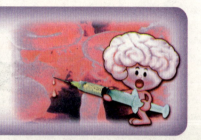

低分子右旋糖酐、706 代血浆、烟酸、罂粟碱、维脑路通、654-2、复方丹参注射液、川芎嗪、抗栓丸、已酮可可碱、培他定、西比灵等。

4．抗凝疗法

抗凝疗法适应于存在高凝状态的病人，目的是为防止血栓扩延加重病情。用抗凝疗法前，通常应该行脑CT检查，证明为缺血性病变。每天应测出凝血时间、凝血酶原时间及活动度。对有活动性溃疡病、严重肝肾疾病及感染性血管栓塞患者忌用抗凝疗法。

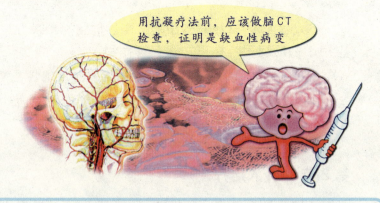

用抗凝疗法前，应该做脑CT检查，证明是缺血性病变

常用肝素、双香豆素类

肝素12500～25000单位，溶于5％葡萄糖液500～1000毫升，缓慢静滴，通常每分钟15～20滴。24～36小时达到应起的作用后，视病情掌握使用。

双香豆素类同时口服，第1日200～300毫克，以后每日维持50～100毫克，治疗天数依病情而定。

5．神经保护剂

神经活化剂能改善脑代谢，防止脑坏死、变性，预防梗塞后痴呆。常用的药物有ATP、细胞邑素C、胞二磷胆碱、γ-氨络酸、脑复新等。

6. 常用抗血小板聚集药物

抗血小板聚集治疗对有脑卒中危险的患者来说能有效地预防中风，对小中风患者尤其是反复发作的小中风患者应首先选用抗血小板药物。

◎阿司匹林　环氧化酶抑制剂，能有效减少脑卒中再发。

◎双嘧达莫　环核苷酸磷酸二酯酶抑制剂，联合应用小剂量阿司匹林可加强药理作用。

◎噻氯匹定　治疗过程中应注意监测血常规。

◎氯比格雷　高危人群或对阿司匹林不能耐受者可选用氯比格雷，每天75毫克。

第2节　介入治疗

对短暂性脑缺血发作、脑梗死、经颈动脉多普勒超声检查提示有血管官腔狭窄的病人，可以进行颈动脉内膜切除术和支架放置术介入治疗。

从目前的资料看，颈动脉支架放置术与颈动脉内膜切除术相比无脑神经损伤的危险，可治疗手术难以达到的病变，无需全麻出现意外时可随时终止治疗，术后恢复快的优势。

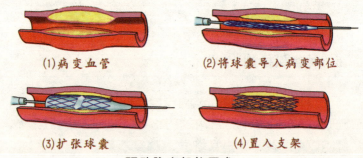

(1)病变血管　　　　(2)将球囊导入病变部位

(3)扩张球囊　　　　(4)置入支架

颈动脉支架放置术

第 3 节   血压、血脂和血糖的控制

1．血压控制原则

(1)积极平稳控制过高的血压；

(2)防止降压过低过快；

(3)降压治疗过程中，严密监测血压变化；

(4)因患者血压调节能力差，快速、大幅降压容易加重脑缺血；

(5)每个患者因血压水平、血管情况、对药物敏感程度以及其他疾病的个体差异很大，所以降压治疗要因人而异；

(6)维持平稳的降压效果；

(7)注意对靶器官保护，避免降压过低加重病情。

2．控制高血脂

高血脂增加血液黏度，影响微循环，应限制脂质摄入和增加消耗，可给予降血脂药物，如烟酸肌醇酯、安妥明等。

3．控制高血糖

大多数脑血管病患者急性期糖耐量低下，要给予适当的处理。使用甘露醇、皮质激素时，应特别慎重。

第4节　一般支持疗法

1．脑血栓急性期须卧床休息，加强护理

如有心肺合并症者，必要时吸氧、补液。对昏迷病人要注意呼吸道通畅，及时吸痰、翻身。

2．防止并发症

(1)感染：肺炎、泌尿系统感染。

(2)消化道出血。

(3)中枢性高热。

(4)注意心脏并发症的发生。

(5)防治癫痫。

(6)防止褥疮。

第5节　外科手术治疗

缺血性脑血管病的外科治疗是现代神经外科的重要组成部分。包括血栓摘除及动脉内膜切除术、颈浅动脉和大脑中动脉分支吻合术、大网膜移植术和脑－颞肌瓣覆盖术和颞肌下去骨片减压术等手术方式。

1．血栓摘除及动脉内膜切除术（CEA）

颈内动脉颅外段血栓形成，管腔完全闭塞或狭窄程度超过50％者，做血栓摘除以及动脉内膜切除术。如果双侧颈内动脉颅外段都有血栓形成，可选择狭窄严重的一侧，先行血栓摘除术，使血流量增加。

2．颈浅动脉和大脑中动脉分支吻合术

> 颈内动脉血栓形成尚未建立良好的侧支循环者，可做颈浅动脉和大脑中动脉分支吻合术。

3．大网膜移植术和脑－颞肌瓣覆盖术

> 通过临床观察，治疗脑梗死，带血管蒂大网膜颅内移植较游离的网膜移植和颞肌瓣脑表面覆盖效果好。

4．开颅去骨片减压术（颞肌下去骨片减压术）

> 如已形成脑软化灶，临床有颅高压表现，或有脑疝迹象，经降颅压药物治疗效果不显著者，应清除软化坏死组织，或行颞肌下去骨片减压术。

5．其他手术

颈椎病变压迫椎动脉时，可根据具体情况手术治疗。

第6节　卒中单元

卒中单元是指在医院的一定区域，由临床医师、专业护士、物理治疗师、语言康复师和社会工作者共同组成的有机整体，对患者进行综合性的治疗和康复训练。是能够改善住院卒中患者的一种医疗管理模式。结果证实在卒中单元同时进行急性治疗和康复训练，对于卒中患者预后起到重要的作用。

第10章　脑血管病的预防

第1节　脑血管病的一级预防

脑脑血管病的一级预防是指在疾病发生前的预防，即通过早期改变不健康的生活方式，积极主动地控制各种致病的危险因素，从而达到使脑血管病不发生或推迟发生的目的。

1. 高血压

高血压是脑出血和脑梗死最重要的危险因素。脑卒中发病率、死亡率的上升与高血压有着十分密切的关系。这种关系是一种直接的、持续的，并且是独立的。

近年研究表明，老年人单纯收缩压（高压）160毫米

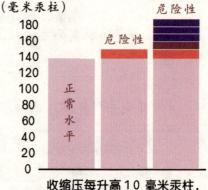

收缩压每升高10毫米汞柱，危险性增加49%

汞柱，舒张压（低压）90毫米汞柱是脑卒中的重要危险因素。排除其他危险因素，在此基础上，收缩压每升高10毫米汞柱，脑卒中发病相对危险增加49%；舒张压每增加5毫米汞柱，脑卒中发病相对危险增加46%。

舒张压每升高5毫米汞柱，危险性增加46%

血压水平控制目标

一般人群：140／90毫米汞柱以下

糖尿病和肾病高血压患者：不超过130／80毫米汞柱

预防要点

每个人要关心自己的血压，35 岁以上成人每年至少应测量一次血压，高血压患者至少每 2～3 个月测量一次血压并及时调整服药剂量。

2．心脏病

各种类型心脏病都与脑卒中密切相关。无论血压高低与否，有心脏病的人发生脑卒中的危险性要比无心脏病者高。

预防要点

(1) 40 岁以上者应每年定期体检，早期发现心脏病；

(2) 已确诊患有心脏病者，应积极在专科医院治疗；

(3) 冠心病高危患者每日服小剂量阿司匹林 50～150 毫克。

3．糖尿病

糖尿病是脑血管病的重要危险因素，是缺血性脑卒中的独立危险因素，2 型糖尿患者发生脑卒中的危险性增加 2 倍，因此糖尿病患者的血糖控制水平与脑血管病的病情轻重有关。

预防要点

(1) 有心脑血管病危险因素的人应定期检测血糖；

(2) 糖尿病患者应控制饮食、加强锻炼，2～3 个月血糖控制不满意者应选用降糖药物控制血糖；

(3) 糖尿病患者更应积极治疗高血压，控制体重和降低胆固醇。

4．血脂异常

大量研究证实，血清总胆固醇和低密度脂蛋白升高，高密度脂蛋白降低与心血管病有密切的关系，因此，有血脂异常者，应重视改变不良的生活方式和药物治疗。

预防要点

(1)血脂异常尤其合并有高血压、糖尿病、吸烟等其他危险因素者应改变不良生活方式，定期检查血脂；

(2)对以往有小中风、缺血性脑卒中或冠心病史患者，应积极进行治疗。

5. 对诱发因素的预防

脑血管病的各种诱发因素贯穿在中老年人日常生活工作之中，避免这些因素会给许多易患者带来很大的好处。有的人高血压或动脉硬化已多年，由于采取各种防范措施，依然处于安全状态。但是，也有的人，同样的病情，由于外界环境等诱因的促发，可以突然发生脑血管病，所以消除和避免种种诱因是预防脑血管病的重要措施之一。

◎情绪不佳（生气、过分激动） 情绪的刺激对于有脑血管病倾向的人，可能就会成为诱发脑血管病的因素，特别是对于患有高血压和动脉硬化者更有危险性。

情绪激动可引起大脑皮质及丘脑下部兴奋，致使去甲肾上腺素、肾上腺素及儿茶酚胺分泌增加，导致全身小动脉收缩痉挛、心跳加快、血压升高，血管薄弱处易发生破裂，引起脑出血。

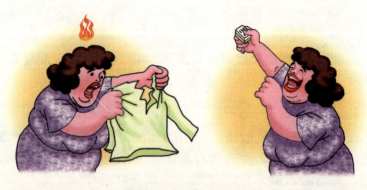

情绪激动可引起脑出血

预防要点

遇事要控制自己的情绪，遇到情绪刺激时不要过分激动、焦虑，避免与人争吵，保持开朗乐观的心情。

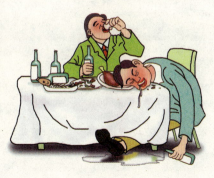

保持心情要"八不"

不暴怒	不悲伤
不气愤	不激动
不惊恐	不忧愁
不畏惧	不急躁

◎**饮食不节**　暴饮暴食、酗酒。腹部饱胀影响心肺功能，还可造成大量血液集中到肠胃，使心、脑等器官供血相对减少，高脂肪食物尤其是动物脂肪，由于含有大量饱和脂肪酸，会致使血中胆固醇、甘油三酯升高，加速动脉粥样硬化的进程。容易诱发脑卒中。

预防要点

少吃胆固醇含量高的食物，如动物内脏、蛋黄、鱼子、肥肉等，养成清淡饮食习惯。

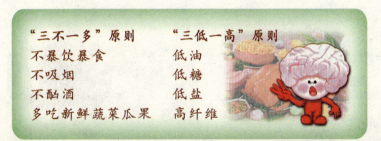

"三不一多"原则	"三低一高"原则
不暴饮暴食	低油
不吸烟	低糖
不酗酒	低盐
多吃新鲜蔬菜瓜果	高纤维

◎**过度劳累**　过度体力劳动如搬动重物、超量运动等，不仅可造成肌肉、骨骼、关节韧带的损伤，还可引起脑血管的破裂而发生中风。

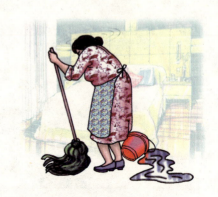

预防要点

平时要做到生活规律，劳逸适度，适当参加文体活动。

日常生活要"六防"

防突搬重物　　　防长时间超负荷运动
防过度疲劳　　　防勉强锻炼
防过度用脑　　　防生活紧张忙乱

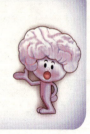

◎**用力过猛**　用力过猛可促使心脏收缩加强、心跳加快、如便秘时过于用力使腹压增高，血压骤增，造成脑动脉破裂而发生中风。

预防要点

少吃辛辣等刺激性食品，保持大便通畅。

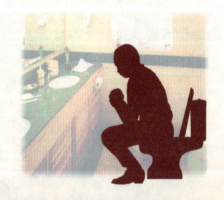

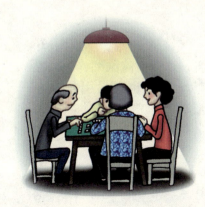

◎久坐不动　缺少运动，长时间打麻将或看电视等可使大脑持续紧张，使肾上腺素分泌增加，血管收缩，血压进一步升高，易发生中风。

预防要点

俗话说："树老根先竭，人老腿先衰"；"百练走为先"。对于有心血管疾病的人，步行是最有效的运动方式。尤其是晚饭后散步，精神得以放松，心情舒畅，血压下降，呼吸平和。还可促进消化，帮助睡眠，步行速度不宜太快，量力而行。

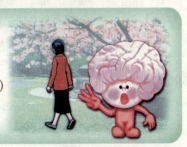

坚持"三个半小时"
早上散步半小时
午睡半小时(给大脑"充电")
晚饭后散步半个小时

◎气候变化　寒冷会使血液中凝血因子含量增高，引起脑血栓形成；气温骤降，会使血管收缩、血压升高，容易导致脑血管破裂。

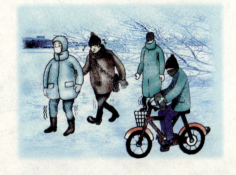

气温骤升时，人体出汗增多，这时血液浓缩，血液黏度就增加，也容易引起脑血栓形成。

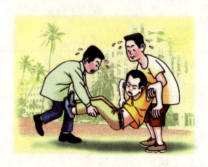

预防要点

根据气候变化随时添加或减少衣服，以防感冒。冬季寒冷时要注意保暖，夏季炎热时尽量减少户外活动，空调温度不要调得太低，以免温度忽冷忽热。每天要多喝水，保证充足的水分。

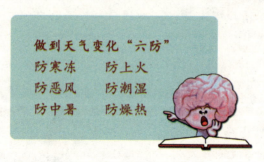

做到天气变化"六防"
防寒冻　　防上火
防恶风　　防潮湿
防中暑　　防燥热

◎**突然改变体位** 老年人突然改变体位，如坐起，跌跤，夜间起床小便，低头系鞋带等，可导致心脑血管供血不足，而诱发脑卒中。

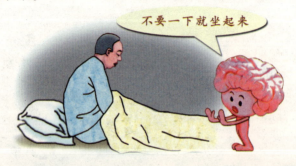

不要一下就坐起来

预防要点

　　为了防止由于体位的突然变化而诱发的脑卒中，中老年人要避免急剧地改变头位或体位。做到"三个半分钟"，即：

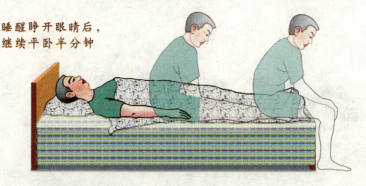

再在床上坐半分钟

双腿下垂床沿，
半分钟后再下地

睡醒睁开眼睛后，
继续平卧半分钟

6. 脑血管病的群体预防

　　除了做好脑卒中危险因素的预防外，对多数没有危险因素的人也应改变不健康的行为和一切不良生活方式。使多数人学会更多的防病知识和技能，只有这样，才能最终使人群脑血管病发病率、死亡率明显下降。

　　人们生活在一个共同的社会大家庭中，个人的生活方式和行为常常受社会群体的一般生活习惯以及文化、道德、信仰、价值观等因素的影响，采取全民健康教育，人人参与其中，普遍提高自我保健意识和能力，则收效会大大提高。

　　我国有13亿人口，群体预防所指的对象是全社会总人口或其中的高危人群。由于高危人群的数量相当大，因而做好脑血管病的群体预防的效果就相当明显，也最重要。

群体预防措施包括

(1)对社区发现的高血压患者进行分级管理；
(2)对各类心脑血管病患者定期随诊和治疗；

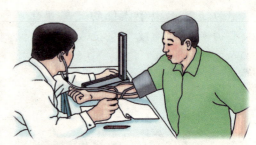

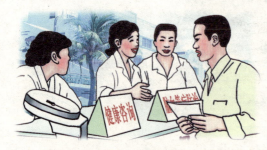

(3)开展经常性的健康教育和健康促进活动；
(4)在街道开设高血压、糖尿病专科咨询门诊。

实践证明，在社区人群中开展以防治高血压、糖尿病、高血脂等为主的健康教育宣传，提高人们防病知识，改善不健康的生活方式，是一种有效、可行的预防脑血管病的好方法。

第 2 节　脑血管病的二级预防

许多人只知道首次发生脑血管病的严重性，而对脑血管病的复发却常常忽视，甚至毫无所知。脑血管病复发率最高的是蛛网膜下腔出血。再次发生卒中后，后遗症及肢体残障往往比第一次更严重，约有 25% 的患者因二次复发卒中死亡。

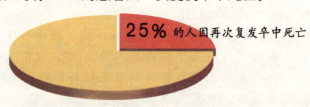

25% 的人因再次复发卒中死亡

我国脑血管病再次复发卒中死亡率

　　脑血管病的二级预防的主要目的是预防或降低再次发生脑卒中的危险，减轻残疾程度。

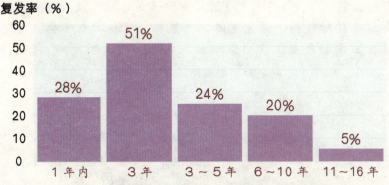

国内一组观察脑血管病复发的随访 16 年结果

　　引起复发的主要原因是老年人脑血管动脉硬化和高血压。所以曾经有过脑卒中发作的患者特别是对于那些平时患有高血压病的人，还需将复发的可能性降至最低。

1．控制血压至关重要

　　无论是初发还是再次发生脑卒中，血压水平高于 160/100 毫米汞柱，卒中再发生的风险明显增加。高血压治疗过程中病人若擅自停药，可以造成血压大幅度反跳，导致脑卒中的发生。

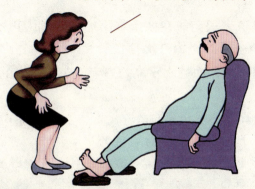

预防要点

高血压患者应在医生的指导下合理选用降压药物，并应坚持服药。首次卒中后的患者，不论原来有没有高血压史，都要注意按时服药，避免重的体力劳动，保持心态平稳，定期进行必要的复查，密切监测血压水平。

一定要定期监测血压

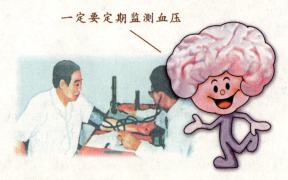

2. 抗血小板聚集

研究证明，缺血性脑卒中初次发作后，早期应用阿司匹林能显著降低卒中再发的风险。

3. 积极治疗原发病

潜在的心脏病将大大增加栓塞性脑卒中的危险。对既往有心肌梗死或脑卒中时发生心肌梗死的患者应积极进行针对性治疗。

小中风患者很可能在初次卒中后的两周内再次复发，因此应找出小中风的原因并治疗。

有研究认为，血糖水平高的患者，卒中再发的风险也高。

预防要点

尽早积极有效地控制和治疗高血脂、糖尿病、冠心病、动脉硬化等原发疾病，是预防中风的中心环节。可在医生指导下服用预防性神经保护药物如阿司匹林等。糖尿病人应定期监测血糖、血脂。

第3节　专家答疑

问：定期输液能预防脑血管病吗？

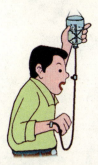

答：有些患者每年都要进行一些预防性输液。但是目前还没有科学研究来证明定期输液对预防脑血管病是有效的。另外，即使是最好的输液药其纯度也并不是百分之百的，输液预防本身还可以增加感染机会和输液反应（如发热、肺水肿、静脉炎、空气栓塞等）。进入血管内的杂物可引发血液感染，造成血管内皮损伤，损伤之处可导致脂肪沉积，使动脉粥样硬化，久而久之形成新的梗塞。因此，不提倡预防性输液。

合理的临床用药原则应该是：能口服治疗的就不注射给药，能少输液的就尽量少输液。

问：年轻人也会得脑卒中吗？

答：现在，脑血管病已经出现"年轻化"的趋势。年轻人患脑卒中的危险因素除了高血压、酗酒、吸烟、夜生活过度、高脂肪饮食外，还有代谢异常、血液病、心脏疾病、先天性疾病、免疫系统疾病等因素，因此，纠正不健康的生活方式以及积极查找原发病并治疗乃是青年人远离脑卒中的关键。

我也会得这病吗？

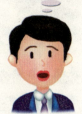

问：血压降到多少才合适？

答：一些高血压病人在刚得知自己血压高时，往往很着急，希望赶快将血压降下来，并且降得越低越好，这种想法是错误的。高血压病人应将血压控制在140/90毫米汞柱以下，合并糖尿病和肾脏病的病人降压目标以低于130/80毫米汞柱为宜。

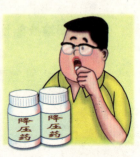

但对于合并脑血管狭窄的高血压病人，为保持充足的脑部供血，应将血压维持在相对高一些的水平。脑血管狭窄程度较重时，如果将血压降得过低，会使本来就已处于缺血状态的大脑进一步加重缺血，发生脑梗死。所以，应根据病人的实际情况将血压控制在合理的水平。

问：血压降到什么时候可以停药？

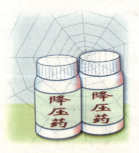

答：许多高血压病人在应用降压药治疗一段时间后，血压降到正常就立即停药。结果停药后血压又升高，还要再使用药物降压，这种间断和无规律的治疗不但造成血压较大幅度的波动，而且加重了动脉硬化和对心脏、脑、肾脏等器官的损害。

正确的服药方法是当血压降到目标范围后，在医生的指导下继续坚持服药，不能停药。

问：吃阿司匹林起什么作用？

答：大量国内外临床研究证实，抗血小板聚集药物阿司匹林是防治脑血管病的有效药物，它使急性缺血性卒中的病死率、复发率显著下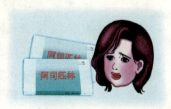降，除了有阿司匹林禁忌证（如胃肠道出血和过敏）外，一般不用其他抗血小板聚集药物代替阿司匹林。然而，阿司匹林在我国脑卒中病人中的使用率还不到14%。因此，在缺血性脑血管病的预防及治疗中，应规范应用阿司匹林，以使更多病人获益。

问：吃多大剂量的阿司匹林才有效？

答：一般来说，每天服用75～150毫克，且要长期服用，才可以起到预防作用。

如果每天的剂量低于75毫克，对于多数人来说，达不到有效的抗血小板聚集、预防血栓的目的，而每天超过150毫克，不但不能增大它的预防血栓作用，反而会增加它毒副作用。目前还没有关于阿司匹林早晚服用效果和不良反应的对照研究，从阿司匹林的药物机理方面看，早上或晚间服用都可以。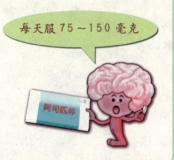

每天服75～150毫克

问：为什么要长期服用阿司匹林？

答：有些患者由于担心阿司匹林的毒副作用，不能坚持服用，这样做是错误的。

高危病人服用阿司匹林防治脑血管病应当是一个长期的过程。这与阿司匹林的作用机理有关，阿司匹林在体内的分解产物与血小板中的环氧化酶结合，抑制血小板聚集，发挥抗血栓的作用。但由于血小板在血液循环中的寿命约为7天，随着体内新生血小板的不断诞生，血小板的聚集功能会逐渐恢复，因此，只有每天坚持服用有效剂量的阿司匹林，才能抑制新生血小板的聚集功能。

近年来，国外研究显示，脑卒中的存活者如果中断使用阿司匹林，在1个月内缺血性脑卒中复发危险将会增加3倍以上。

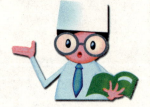

第11章 发生脑卒中的家庭处置方法

虽然脑卒中起病突然，我们不能够避免它的发生。但病人在发病前数分钟、数小时或数日内会出现一些早期信号，称为"中风先兆"。这时我们如能及时识别，并采取积极有效的措施，仍可以在一些方面将脑卒中的危害降到最小。

第1节 脑卒中的十大先兆

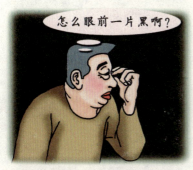

(1)头晕突然加重或出现一过性视物不清或自觉眼前一片黑蒙，甚至一过性突然失明，多为缺血性脑卒中的先兆。

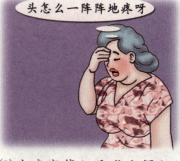

(2)头痛突然加重或由间断性头痛变为持续性剧烈头痛，剧烈头痛伴恶心、呕吐多为出血性脑卒中的先兆。

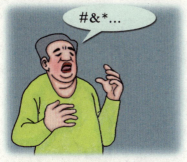

(3)暂时或突然出现突然的语言障碍，自己表达不自然，或是对别人的话不能理解。

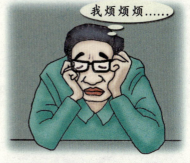

(4)突然沉默寡言、表情淡漠或急躁多语、烦躁不安或出现短暂的判断和智力障碍。

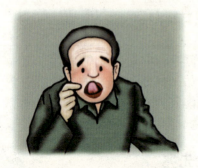

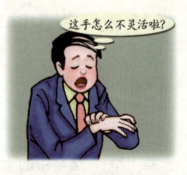

（5）肢体麻木，或半侧面部麻木或舌麻、口唇发麻。

（6）突然一侧肢体活动不灵或无力，或时发时停。

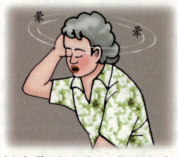

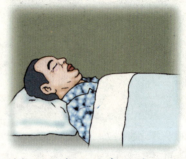

（7）突然的眩晕，感觉自身或周围物体在转，走路不稳、失去平衡甚至摔倒。

（8）出现嗜睡状态即病人昏昏沉沉，总想睡觉。

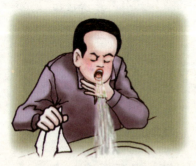

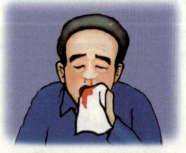

（9）恶心、呕吐或血压波动并伴有头晕眼花或耳鸣。

（10）鼻出血，特别是频繁性鼻出血常为高血压脑出血的近期先兆。

第 2 节　掌握正确的应急措施

正确的应急措施对减少合并症、维持生命体征、防止病情加重、争取时间、进一步救治是十分重要的。具体方法是：

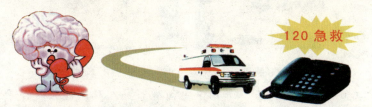

120 急救

(1)立即拨打 120 急救电话，必要时不要放下电话，询问并听从医生指导抓紧一切抢救时间，用时间"赢"回大脑。

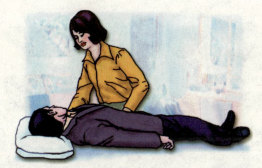

(2)使病人仰卧，头肩部稍垫高，头偏向一侧，防止痰液或呕吐物回流吸入气管造成窒息。如果病人口鼻中有呕吐物阻塞，应设法抠出，保持呼吸道通畅。

不要忘了把假牙取出来

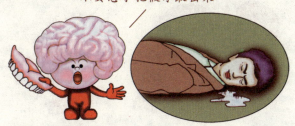

(3)解开病人领口纽扣、领带、裤带、胸罩，如有假牙也应取出。可不放枕头或将枕头垫在肩膀后面，使下颌略微仰起。

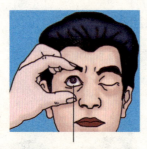
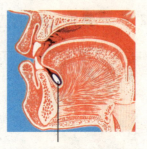

双侧瞳孔是否等大等　　　舌下含服硝苯地平

(4)做一些简单的检查。如用手电筒观察病人双侧瞳孔是否等大等圆；有可能应测量血压，如收缩压（高压）超过150毫米汞柱，可以给病人舌下含服硝苯地平(心痛定)10毫克（1片）。

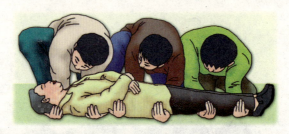

(5)正确搬运病人的方法是：2～3人同时用力，一人托住病人的头部和肩部，使头部不要受到震动或过分扭曲，另一人托住病人的背部和臀部，如果还有一人，则要托起病人腰部和腿部，三人一起用力，平抬病人移至硬木板床或担架上。

你怎么啦　　　　　　千万不要用力摇动他

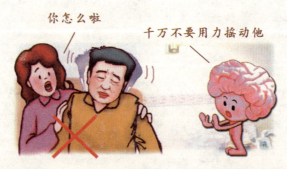

(6)要注意安慰病人，缓解其紧张情绪。宜保持镇静，切勿慌乱，不要悲哭或呼唤病人，避免造成病人的心理压力。

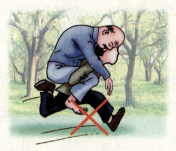

(7)切勿抱、拖、背、扛病人。

千万别乱吃药

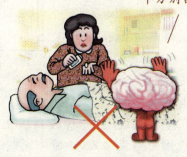

(8)在没有医生明确诊断之前，切勿擅自作主
给病用止血剂、安宫牛黄丸或其他药物。

我看老爸现在好点了，
还去不去医院呢？

要不明天再说吧！

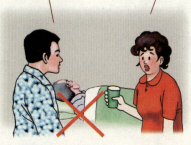

(9)在出现脑卒中先兆时，找家人商量是否去医院？或者
以为过一会儿可能就没事了，或者认为现在不太稳定，
等好一点再去等拖延时间的想法，都是大错特错的。

第3节　专家答疑

问：发生脑卒中后应该把病人送到什么样的医院？

答：发生脑卒中后就记住8个字：及早就医，专科诊治。

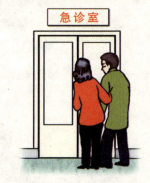

及早就医是在发现卒中的早期征兆后，第一时间到就近医院寻求诊治，即使是晚上，也要看急诊，不能拖到第二天。

专科诊治就是应该选择有条件提供早期诊断、早期血管评估、早期治疗的医院进行诊疗，由专业的神经科医生进行治疗。就诊的医院应该能够提供24小时不间断的CT检查，有磁共振成像、脑血管造影仪器设备，具有专业的神经内、外科和放射科医生。在我国目前的情况下。应该以三级医院神经内科为首选。

第12章　脑卒中患者的康复治疗

积极有效的康复治疗，对于减轻患者的后遗症、提高病人生存质量起着重要的作用。

中风病人康复的原则

早期性是病人应在急性期生命指征稳定就开始进行，先被动，后主动；

全面性是肢体各关节，各块肌肉都要运动；

适量性就是不要急于求成，急功近利，而要循序渐进，量力而行；

综合治疗包括针灸推拿，理疗体疗，生物反馈治疗，心理治疗并举，并努力为病人创造良好的康复环境。

脑卒中的康复内容主要包括四个方面

肢体功能的康复

语言功能的康复

记忆力康复

心理的康复

第1节　肢体功能的康复

尽早进行瘫痪肢体的康复能够促进身体的血液循环和大脑的新陈代谢，增强代偿功能，防止肌肉萎缩和关节强直，使后遗症减少到最低程度，降低脑卒中的病残率。

　　肢体功能康复的目标及训练原则是防治并发症，减少后遗症，调整心理状态，重建正常的运动模式；加强较弱肌肉力量训练。促进功能恢复，充分发挥残余功能以争取生活自理、回归社会。

1. 急性期康复治疗

急性期康复治疗主要是预防关节挛缩、变形。

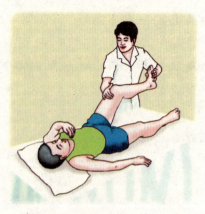

按摩 防止和减轻水肿；感觉刺激，肌张力高者用放松手法；肌张力低者采用刺激的手法。

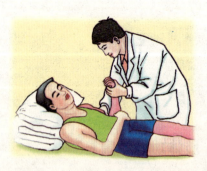

被动活动 由小关节→大关节。对于肢体瘫痪严重，不能自己锻炼的病人，由护理人员帮助他们做被动运动，如肢体关节的内收、外展、旋转、屈伸。

在急性期，患者大部分时间在床上，因此，床上正确的体位摆放是预防关节挛缩、变形的重要措施之一。

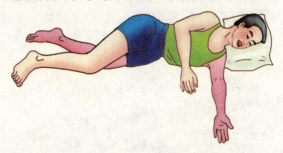

患侧卧位　是所有体位中最重要的体位。这种体位增加了病人知觉刺激，并使整个患侧上肢被拉长，从而减少痉挛；另一个明显的好处是健手能自由活动。

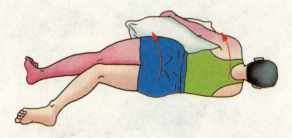

健侧卧位　将患侧上肢放松前伸，放于枕头上，高于心脏，肩前伸，肘伸直，腕背伸，五指伸展；将患侧下肢稍屈曲后向前放于软枕上，健腿在后自然屈曲。

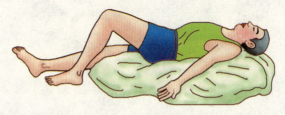

尽量少用仰卧位　这种体位使偏瘫侧骨盆后旋，患侧下肢外旋，同时也增加了骶尾部、足跟外侧和外踝处褥疮的发生。可作为替换体位用。

2. 恢复期的康复治疗

第一阶段是病床上的肢体功能锻炼。一般指从发病到可以坐起这一阶段，脑梗死病人为 1 ～ 2 周，脑出血病人为 3 ～ 4 周。一旦病情稳定，就可以开始进行康复锻炼。

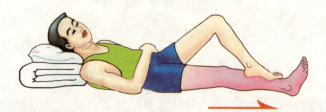

健腿按摩患腿 病人自己能够活动时，让病人学会自己将健腿放在患腿膝上，沿患侧小腿下滑到踝部。

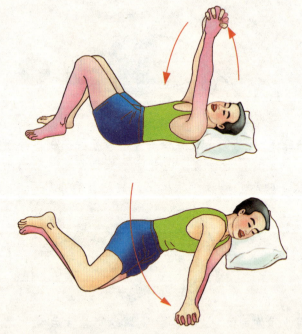

摆动翻身 是用健侧手臂拉动患侧手臂上举，利用健侧肢体帮助患侧进行翻身训练。

　　翻身能刺激全身的反应活动。促进血液循环，预防肺部感染和泌尿系感染，预防褥疮的发生和预防关节挛缩、变性等并发症。

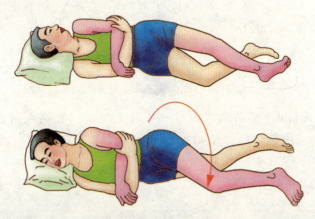

　　健腿翻身　是用健侧腿带动患侧腿，利用健侧肢体帮助患侧进行翻身训练。

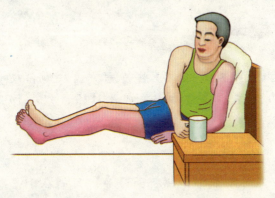

　　偏瘫侧取物　病人坐位或卧位取物品时，床头柜应放在患者的偏瘫侧，护理者或家属看望病人、与病人交谈也应站在患者的偏瘫侧，这样视觉、听觉均来自病侧，有利于引起病人对患侧的注意，从而促进大脑认知功能的恢复和意识到患肢的存在。

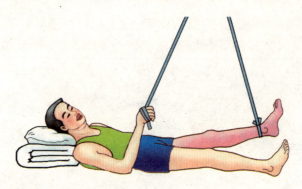

拉绳训练 可在病床的另一头挂上绳带，让病人用健手拉着带动躯体活动，如翻身、抬腿、举臂等，尽自己所能活动锻炼。

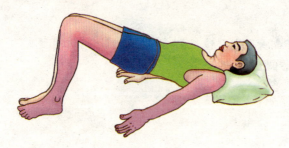

桥式运动 早期训练双上肢负重，以双脚和双手及双肩为支撑，尽量抬高臀部及双膝，锻炼腰背肌的收缩及髋关节的伸展能力。

　　桥式运动因形似拱桥而得名。目的在于早期训练双上肢负重，利于上肢功能的恢复，同时可训练骨盆的控制能力，有利于早期下地及步行；另还可以提高病人床上生活自理能力，熟练的桥式运动利于便盆的放置，给卧床的病人带来生活上的方便。

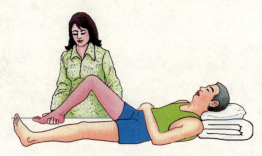

肢体被动运动　对于肢体瘫痪严重，不能自己锻炼的病人，护理人员应帮助他们做关节的内收、外展、旋转、屈伸等肢体被动运动。为防止畸形，可用矫形装置将患肢固定于功能位；同时给予肌肉按摩，为下床活动打好基础。

第二阶段　练习坐起和站立：帮助病人练习正确地坐起。

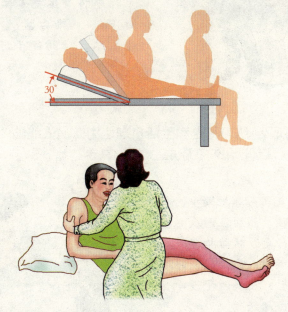

练习坐起　先抬高床头，练习坐起，从30°开始，逐渐增大角度，延长时间，让病人过渡到双足下垂，坐于床边。起床动作要慢，否则会有头晕感。

保持直立坐姿 要保持床上正确的坐姿比较困难，但需要在床上保持坐姿时，必须选择正确的直立坐位姿势。

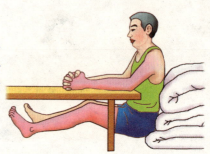

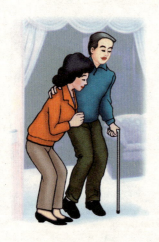

逐渐延长站立时间 坐起后可在专人保护下学习站立，站立时先将身体重量集中在健侧下肢，然后慢慢移向患肢，站立时间逐步延长。

第三阶段 练习行走和生活自理能力。病人能够较长时间站立后，可以开始练习行走。

独立行走 先练习原地踏步，尽量抬高患肢，然后在两人的搀扶下练习行走，扶着椅背或拄拐行走。待病人已经能较好地独立行走后，让病人慢慢学会各类日常生活活动。

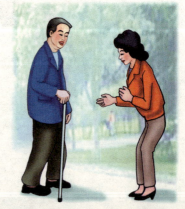

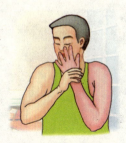

做洗脸操　每天进行洗脸运动，先用健手，后用患手。

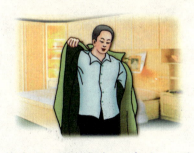

练穿衣　锻炼自己穿衣、脱衣。衣服要肥大，穿衣先穿瘫痪侧，脱衣先脱健侧。

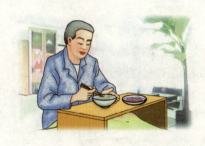

锻炼自己进食　在用健手持筷、勺时，患手做扶碗、盘等辅助动作。

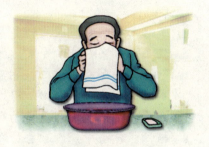

锻炼洗漱动作　先从健手开始，逐渐训练患手洗脸、刷牙，健手给予辅助。

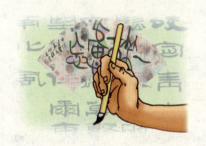

练书法　锻炼用患手书写文字，促进肢体功能恢复。

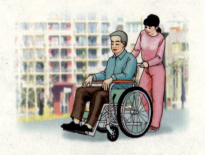

参加活动　锻炼患者步行或乘坐轮椅参加社会活动。

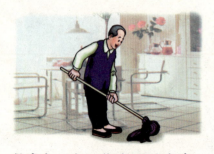

做家务 生活能自理的患者，应做简单的家务劳动，如扫地、叠被、洗碗、种花等。

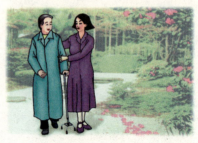

户外活动 可步行或坐轮椅到户外散步、晒太阳等，克服抑郁心态。

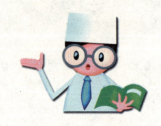

上述三个阶段是一个循序渐进的过程，不能操之过急，使病人过于劳累。康复阶段需要病人及家属投入很大的耐心和毅力。对病人运动功能的微小进步，都应给予肯定和鼓励，以进一步调动病人参加锻炼的积极性。脑卒中病人只要持之以恒地进行合理的康复运动训练，可明显提高生活自理能力，改善生活质量，降低致残率。

第2节　言语功能的康复

　　语言康复也应尽早开始，在病人意识清醒、病情平稳后就可进行。由于病人不能用言语表达自己的需要和病痛，往往容易急躁。所以，医护人员和家属要细心观察病情，主动了解病人的需要，如大小便、吃饭、喝水等等，不能对病人的发音有丝毫的嘲笑态度。

根据失语的不同类型可采取相应的治疗方法。

1．感觉性失语

病人能说话，但听不懂自己和别人的话意，和病人交谈中必须使用视觉刺激，帮助理解。

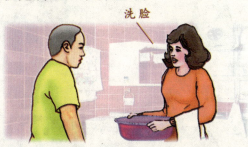

洗脸

视觉逻辑法　如给病人端上一盆水，并拿出毛巾和肥皂，然后说"洗脸"，病人可以按照指令去洗脸，如此反复使视觉与语言结合，训练病人理解语言的能力。

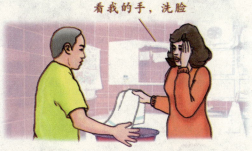

看我的手，洗脸

手势法　如说让病人"洗脸"，病人不能理解，但若将话语和用毛巾示意洗脸的手势相结合，病人很快就可以理解，并可能接过毛巾洗脸。

2、运动性失语

完全性运动性失语病人完全不能讲话，康复训练时应先从学习发音开始，然后说常用的最熟悉的单音，再学双音，进而学习短语、短句及长句。训练说话时最好将视觉与听觉刺激结合起来。由言语治疗师对患者进行治疗。

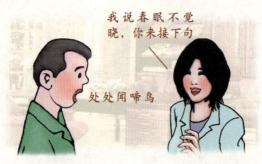

衔接性训练 先让患者听常用句的前半句，然后再让他接着说后半句。

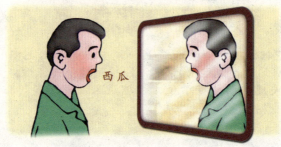

对镜训练 让失语症患者先随旁人发音或讲词汇，在视觉帮助下，对镜观察训练时构音器官的位置或口形，由易到难，由短至长。

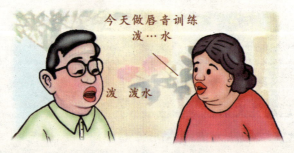

构音肌训练 令患者发"啊"音或唇音训练，或用咳嗽、吹纸、吹灭火柴等方法诱导发音，失语症患者的唇音最容易恢复。

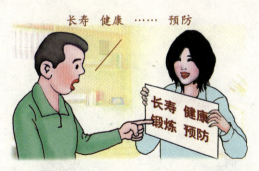

复述性训练　由患者对数字、单词或短句进行复述。

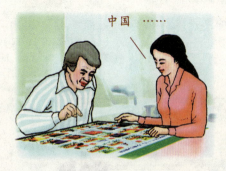

听语指图、指物、指字训练　让患者执行口令看图、看物并说出其名称。

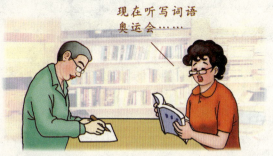

读写训练　失读、失写者进行读字、听写、抄写、默写。

3．不完全性失语

病人会说话，但词汇贫乏、常说错、词不达意，不符合语法逻辑。治疗时耐心教他们去学习更多的词汇和锻炼语言肌肉的运用技巧，练习舌的灵活性。程序学习法是用间接的非正式对话方式进行言语治疗。

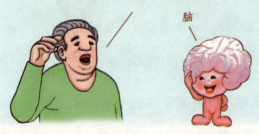

脑卒中　电脑　大脑　小脑

脑

分数法　让患者尽可能地说出同音字，用同一字组成不同的词或短句等，以扩大和加强用词再现和语义的反应能力，适用于轻型失语者。

每个人都要说一句哦！

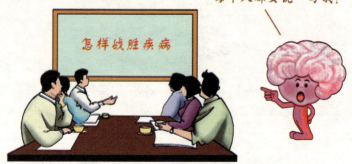

怎样战胜疾病

中心内容讨论法　训练内容集中在某一主题上，目的是改善言语表达能力。

4．混合性失语

病人既存在理解障碍又存在表达障碍，治疗时应先训练病人理解语言的能力，随着理解力的恢复，再训练病人说话能力，训练时应注意视、听相结合。

对失语病人一定要有耐心，不能因其领会慢而冷落；要不断地和他说话，鼓励他多练习说话。

第 3 节　记忆功能的康复

1．短期记忆障碍

大脑对新信息的储存时间缩短，新发生的事情刚才还记得，一会儿就忘了，对过去的旧事却记忆犹新。如果在病人面前摆几样物品，让病人辨认一遍并回忆这些物品，记忆障碍的病人只能说出一两样。然后编造其他物品充数，甚至完全忘记刚才的物品。

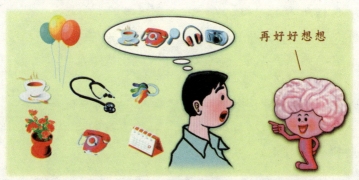

再好好想想

短期记忆障碍是新发生的事情一会儿就忘了

2．长期记忆障碍

长期记忆障碍往往在近事记忆受损的基础上形成，先有近事遗忘，慢慢发展为远事记忆力也下降。

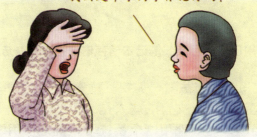

我们是中学同学你记得吗？

先有近事遗忘再发展为远事记忆力下降

3．记忆力康复的主要方法

复述 让病人重复说出所记住的信息，并重复增加时间和对某事的注意，以加深对它的记忆。

想象 让病人在脑子里产生一个印象有助于记住它们。

语义加工 让病人为了记忆想象一个简单故事，包括所有的项目。

建立固定项目和环境预告 如病人每天以同样的次序收集衣服和穿衣服，在同一个地方脱鞋子，这样就知道在哪里找到它们了。

定时闹钟和铃 可以提醒病人在那时应做什么事。

以环境提供额外的促动 如彩色译码或贴标签的抽屉、门等。

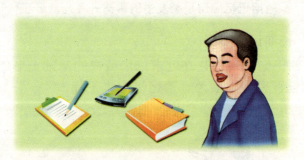

用日记、目录、笔记本储存信息是有效办法

在决定用哪种方法时，需要了解病人的体力和文化程度，如把一个笔记本给一文盲的病人是无用的，给一个偏瘫病人不能写。当病人需长期用这个系统时，确定使用哪种记忆帮助，病人及其家属都应在场，这一点是非常重要的。

第4节　专家答疑

问：怎样进行脑卒中病人的心理康复？

答：通常脑卒中病人的心理问题有以下几点：担心自己的生命不能保全；担心自己将来的生活要别人照顾，成为一个"废人"；担心自己不能胜任工作，不能负担家庭等等。所以无论是医生还是病人家属，就要针对病人的这些问题进行心理康复。

首先，家人对病人要热情，照料生活起居，关心病人的病痛，不能流露出丝毫不耐烦的情绪，伤害病人的感情；

要给病人介绍一些其他脑卒中病人康复的实例，帮助病人树立起恢复健康的信心；

要帮助病人赶走对死亡的恐惧，向病人介绍病情的发展及需要注意的问题，如脑出血病人常担心血还未止住，这时可向病人解释："血已止住，病情已经稳定，等血块吸收后，病情还会好转，目前主要是防止再出血，要安心休息，不要用力咳嗽和排便，避免情绪激动；

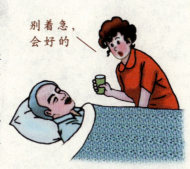

别着急，会好的

在帮助病人肢体康复的过程中，对每一点进步，要加以鼓励，实现生理康复和心理康复的良性循环。

问：哪些因素会影响病人的康复效果？

答：卒中病人康复得好坏，与下面几个方面有很大的关系：

能否坚持训练非常重要　有些病人在康复过程中因种种原因未坚持训练，结果康复效果大受影响，所以能否坚持训练对病人的康复非常重要。

康复时机的选择　应越早越好，一般来说病程短，康复治疗效果好，反之则差。但具体时间应结合病情确定。

年龄因素　高龄脑血管病人，因身体障碍，对生存缺乏信心，再加上生理机能的衰退，恢复能力差，康复治疗常难以坚持而影响到康复的效果。

脑内病灶损害程度及范围　脑功能的机能恢复，有赖于神经细胞的再生能力。当病灶范围过大、程度过重时，脑细胞的机能恢复就会受到限制，以至丧失了对肢体有效控制的能力。

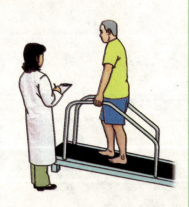